गंदगी के महारथी

गंदगी के महारथी

मनीश शर्मा

प्रभात पेपरबैक्स
www.prabhatbooks.com

प्रकाशक

प्रभात पेपरबैक्स

4/19 आसफ अली रोड, नई दिल्ली–110002

फोन : 23289777 • हेल्पलाइन नं. : 7827007777

इ–मेल : prabhatbooks@gmail.com ❖ वेब ठिकाना : www.prabhatbooks.com

संस्करण

प्रथम, 2018

मूल्य

दो सौ रुपए

अ.मा.पु.स. 978-93-5266-667-6

मुद्रक

आर–टेक ऑफसेट प्रिंटर्स, दिल्ली

GANDAGI KE MAHARATHI
satire by Manish Sharma

Published by **PRABHAT PAPERBACKS**
4/19 Asaf Ali Road, New Delhi-110002

ISBN 978-93-5266-667-6

₹200.00

यह किताब समर्पित है, गंदगी की उन सभी आदतों को, जिन्होंने महात्मा गांधी को वर्ष 1917 में चंपारण जाते ही झाड़ू उठाने की प्रेरणा दी। अगर ये आदतें न होतीं तो भला प्रधानमंत्री श्री नरेंद्र मोदी को वर्ष 2014 में स्वच्छता आंदोलन शुरू करने की जरूरत कहाँ पड़ती? अगर वे ऐसा न करते तो सोचिए, मुझ नाचीज को कैसे प्रेरणा मिलती और कैसे खुराफाती दिमाग में ये किरदार उभरते?

यह किताब समर्पित है, उन सभी बीमारियों को, जो साल-दर-साल मुझे, परिवार को और सहयोगियों को बीमार कर व्यंग्य को पैना करती रहीं। यह किताब उन रीति-रिवाजों को समर्पित है, जो सदियों पहले उस वक्त की जरूरत के हिसाब से बने, लेकिन अनित्य जगत् में नित्य बनकर ईश्वर की रचना इस प्रकृति को मिथ्या बनाने पर तुले हैं। यह किताब हम भारतीयों की उन आदतों को समर्पित है, जो जाने-अनजाने अपने ही देश को कूड़ाघर बना रहे हैं।

यह किताब उन किरदारों को समर्पित है, जो गंदगी की इन आदतों के वाहक हैं। ये किरदार हमारे बीच ही मौजूद हैं। कई अनजाने में, तो कई जान-बूझकर गंदगी के वाहक बने हुए हैं। अगर ये न होते तो न गंदगी होती और न ही स्वच्छता के लिए किताब लिखे जाने की जरूरत बनती।

अत:

गंदगी की आदतों को पुस्तक समर्पयामि।

कचरे वाली बीमारियों को पुस्तक समर्पयामि।

कूड़ा फैलानेवालों को पुस्तक समर्पयामि।

(इस उम्मीद में कि गंदगी पर लिखे व्यंग्य से देश में स्वच्छ आदतों का प्रसार होगा।)

भूमिका

क्या इस किताब की जरूरत थी?

क्या आप बीमार होते हैं? घर-परिवार में बाल-बच्चे, घर के बड़े-बूढ़े? अगर हाँ, तो इलाज के लिए मोटा पैसा भी लगाना पड़ता होगा? वैसे, आप सोचने लगे होंगे कि भला स्वच्छता पर लिखी किताब का बीमारियों से क्या संबंध? जनाब, यही संबंध समझाने के लिए इस किताब में 24 किरदार तलाशकर तराशे हैं। यह किताब सिर्फ 'कचरा साफ करना चाहिए' वाली किताब नहीं है। यह किताब मास्टरजी की तरह नसीहत देने के लिए नहीं लिखी गई है। यह किताब स्वस्थ रहने की तरफ पहला चरण है।

एक आम स्वस्थ इनसान हर साल में औसतन दो बार बीमारियों की चपेट में आता है। मौसम बदलने पर वायरल फीवर, जैसे सर्दी-खाँसी-जुकाम। गरमियों में हैजा, आंत्रशोथ या सबसे सरल शब्दों में, फूड पॉयजनिंग। आमतौर पर घर में बच्चे या बुजुर्ग हों तो साल में कई बार डॉक्टरों और केमिस्टों के चक्कर लगाने पड़ जाते हैं। एक चक्कर के आमतौर पर पाँच सौ से हजार रुपए खर्च हो ही जाते हैं। आप जानकर हैरान रह जाएँगे कि अगर देश कुछ सेहतमंद आदतों का ध्यान रखने लगे तो 6 लोगों का परिवार औसतन दस हजार रुपया बचाने में कामयाब हो जाएगा। यह किताब इसी को ध्यान में रखकर लिखी गई है।

यह किताब ऐसे लोगों को ध्यान में रखकर लिखी गई है, जो आपके बटुए से आपकी मेहनत की कमाई को चुराकर ले जाते हैं। किताब में उन लोगों पर चुन-चुनकर निशाना साधा गया है, जो आपके परिवार की सेहत के

ही नहीं, देश के भी दुश्मन हैं। ये दुश्मन आपके ऑफिस में भी हो सकते हैं, जो मुँह से पीक, थूक या बलगम के जरिये बीमारियों को हवा में फैला देते हैं। सेहत का दुश्मन आपका पड़ोसी भी हो सकता है, जिसकी गंदगी आपके घर में बीमारियों को भेज रही हो। आपका बहुत सगा रिश्तेदार, बहुत लंगोटिया यार, बहुत करीबी या गर्लफ्रेंड, कोई भी हो सकता है, जो जाने-अनजाने में आपको भी बीमारियाँ गिफ्ट कर रहा हो।

ऐसे लोगों को हड़काने की जरूरत नहीं है, ऐसे लोगों को जगाने की जरूरत है, क्योंकि ये नहीं जानते कि ये क्या कर रहे हैं। इस किताब का पढ़ना आपके लिए इसलिए जरूरी है, क्योंकि इससे आपको बीमारी और कचरा फैलाने वाले किरदारों को समझने में आसानी होगी। यह किताब लिखी जानी इसलिए जरूरी थी, क्योंकि गंदगी के ऐसे महारथियों से समाज का आधिकारिक परिचय नहीं हुआ है। आदतें तो मुश्किल से जाती हैं और गंदी आदतें बेहद मुश्किल से जाती हैं, पर किसी भी आदत को बदलने का पहला चरण होता है, उसे समझना, जागरूकता, अवेयरनेस।

इस किताब में उन सभी किरदारों को एक जगह इकट्ठा किया गया है, जो गंदगी के महारथी हैं। ऐसे कई किरदार साफ कपड़े पहनते हैं, साफ घर में रहते हैं, पर जाने-अनजाने वे समाज में न सिर्फ गंदगी, बल्कि बीमारियाँ भी गिफ्ट कर देते हैं। ऐसी गंदी आदतों को व्यंग्य के जरिये उभारा गया है। साथ ही, रिसर्च के जरिये बताया गया है कि आखिर यह गंदी आदत कैसे देश के साथ-साथ आप पर भी भारी पड़ रही हैं?

—मनीश शर्मा

आभार

मैं प्रधानमंत्री श्री नरेंद्र मोदी का धन्यवाद करना चाहता हूँ, क्योंकि उनकी प्रेरणा के बिना यह पुस्तक कभी नहीं लिखी जाती। स्वच्छता को सरकारी आँकड़ों से निकालकर उसे जन-आंदोलन बनाने का श्रेय उन्हीं को जाता है।

पुस्तक के लिए मम्मी-पापा और पत्नी सिम्मी का भी धन्यवाद, जिन्होंने न सिर्फ हर लेख पर हौसला बढ़ाया, बल्कि गलतियाँ निकालकर सुधार के लिए प्रेरित किया।

उन दोस्तों का भी धन्यवाद, जिन्होंने अपने-अपने किस्से-कहानियाँ सुनाकर मुझे किरदारों को गढ़ने में मदद की। उन दोस्तों का भी धन्यवाद, जिन्होंने मुझे कहानियों में स्थानीय भाषा का टच देने में मदद की। उन दोस्तों का खासतौर पर आभार, जिनके वक्त को काटकर यह किताब लिखी गई है।

आखिर में, स्वच्छता के लिए जागरूक पीढ़ी के साथ अपने प्रिंस पल्लव और यजत को स्वच्छ संदेश—साफ रहोगे, स्वस्थ रहोगे।

अनुक्रम

पिंटुआ की हस्तरेखा

पिंटुआ फिर जल्दी में था। उसकी चाल देखकर लोग दूर से ही समझ जाते थे कि यह पिंटुआ ही होगा। एक तो वह जल्दी में होगा। सिर नीचे, कंधे झुके हुए और तेजी से कदम फेंकते हुए चलना उसकी पहचान थी। आज भी वह जल्दी में न्यू मॉर्केट की तरफ बढ़ रहा था। न्यू मार्केट कटिहार की सबसे बड़ी मार्केट है, पर उसे देखकर आप यह सवाल जरूर पूछेंगे कि इस न्यू मार्केट में 'न्यू' जैसा क्या है? यह कटिहार की सबसे पुरानी मंडी है। यह ठीक वैसे है, जैसे दिल्ली की नई सड़क मार्केट। जब सड़क नई बनी होगी, तब नाम पड़ा 'नई सड़क'। अब न सड़क नई है और न ही मार्केट।

पर नाम का क्या है, जिस तरह पिंटुआ की माँ ने पिंटुआ का असली नाम रखा था—बलदेव। उम्मीद के उल्टा पिंटुआ बड़ा होकर बना—हड्डी पहलवान। पिंटुआ की हड्डियाँ भी कहती हैं, भैया, थोड़ा मांस चढ़ा लिया होता तो सर्दियों में आसानी हो जाती। पिंटुआ ने दूल्हा बनने से पहले दर्जनों घरों में जाकर समोसे उड़ाए थे, पर वहाँ की लड़कियाँ रिजेक्ट कर आए। 56-57 रिश्ते देखने के बाद बढ़ती उम्र में जल्दबाजी में लड़की पसंद कर के आए—शांति। शादी के बाद से घर में शांति सिर्फ पत्नी के नाम में ही रह गई थी।

न्यू मार्केट की जगह कुछ और भी नाम होता, तो भी पिंटुआ ऐसी ही जल्दी में होता। यह पिंटुआ की खासियत थी कि वह हमेशा जल्दी में ही रहता था। जैसे घर हो तो दुकान पहुँचने की जल्दी, दुकान हो तो घर पहुँचने की जल्दी, सड़क पार करने की जल्दी, बाइक चलाने की जल्दी,

डॉक्टर के पास अपना नंबर पहले आने की जल्दी। एक रहस्य न तो उसके घर वालों को समझ आया और न ही उसके आस-पास रहनेवालों को कि पिंटुआ इतनी जल्दी करने के बाद भी हर जगह देर से क्यों पहुँचता है। सुबह उठता टाइम से है, पर नाश्ता देरी से करता है। तैयार टाइम से हो जाएगा, तो दुकान के लिए देरी से पहुँचेगा। ऐसा लगता है कि टाइम हमेशा पिंटुआ से तेज भागता है। कभी-कभी तो पूरी न्यू मार्केट में दुकानें खुल जाती थीं, तब पिंटुआ अपनी दुकान पर पहुँचता था।

पिंटुआ की एक आदत और थी, वह हमेशा रोता रहता था। आँसुओं से नहीं, दिल से। मतलब यह कि उसके पास शिकायतों का अंबार है। जैसे रास्ते में ट्रैफिक को देखेगा तो रोना शुरू—"जेकरा देखो, वैहा रोड पर निकली पड़लौ छै। पता नै कोन हड़बड़ी छै। बूझते ने पारै कि दोसरौं कै देरी होए छै। देखो``कार फंसाए देलकै। तनी मनी गो जगह रहै, ओकरो जाम कै देलकै।"

(जिसको देखो वही सड़क पर निकला हुआ है। पता नहीं, इतनी जल्दी क्यों रहती है? समझते नहीं कि बाकियों को देर हो रही है। देखो``देखो कार अड़ा दी। जरा सी जगह थी, वह भी ब्लॉक कर दी।)

दुकान में ग्राहक ज्यादा आए तो रोना शुरू—"सबकै रबिबार ही मिललौ छै। पूरा सप्ताह खलिए बैठलो रहियै। तै केयो नै एला। अब ई मौगी (महिला) पूरा सामान खुलबएते लेतै कुछौ नै। दीदी, हमरा लगै करिया (काली) साड़ी तै नै छौ? जै दिखाई पड़ि रहलौ छै, ऊ खराब पीस छै। बुधबार कै नया माल आबि जेतै।

(सभी को संडे ही मिलता है। पूरे हफ्ते खाली बैठे रहते हैं, तो कोई नहीं फटकता। ये देखो, ये औरत सारा सामान खुलवाएगी, लेकिन लेगी कुछ नहीं। बहनजी, ब्लैक साड़ी तो है ही नहीं मेरे पास। जो दिख रही है, वो डिफेक्टिड पीस है, बुधवार को नया स्टॉक आ जाएगा।)

अगर ग्राहक नहीं आए तो—

"कहलौ रहिए बुधबार के आबै खातिर। लेकिन दोकान पर कोए ऐबै न

करै छै। बताओ नै, अपन पेट पोस दैं कि ई बरगाहीं के नौकरी पर राखियै। कि ठिठियाभै छी रै, देखी रैकपर केतना बालू जमलौ छै। पूरा सूट निकाएल कै फैरो से लगामीं।

(कहा था, बुधवार को आ जाना। पर देखो, कोई फटकता ही नहीं दुकान पर। अब बताओ कि अपना पेट पालें कि नौकरी पर रखे इस मुस्टंडे को। अरे! क्या हँस रहा है? देख, सामने रैक पर धूल नजर आ रही है। निकाल सारे सूट, दोबारा लगा।)

पिंटुआ की इस आदत से अड़ोसी-पड़ोसी, यहाँ तक कि पड़ोसी के पड़ोसी भी परेशान थे। अगर टकरा गया तो शिकायतों का नया अंबार लग जाएगा।

"सरकार लूटी रहलौ छै"। दारू बंद करी देल कौ"पछिलै मुंशा (पति) दू पैग पीकर नसा के झोंक में दू गो के जगह चार गो साड़ी कीनी दैत रहै। जहिया से दारू बंद भेलौ छै। आदमी दू गो के जगह एक्के गो साड़ी दिलभाए छै। एसनो धंधा केना चलतै, बोलहो नै?

(भैया, सरकार ने लूट रखा है"? देखो, शराबबंदी कर दी"पहले तो पति दो पैग लगवाकर नशे के झोंक में दो की जगह चार साड़ी दिला देता था। जब से शराबबंदी हुई है, पति दो की जगह एक ही साड़ी दिलवाता है। भला ऐसे कैसे धंधा चलेगा?)

पिंटुआ की साड़ी की दुकान खूब चल सकती थी, पर चलती नहीं थी। अधिकतर वक्त पिंटुआ या तो खुद बीमार रहेगा या उसके घर का कोई सदस्य हॉस्पिटल में एडमिट मिलेगा। कहनेवाले तो यहाँ तक कहते हैं कि पिंटुआ ने अस्पताल में एक रूम ही बुक करा रखा था। कोई हफ्ता बिना बीमारी के बीत जाए तो प्रसाद बँटने जैसा माहौल हो जाता था। धीरे-धीरे पिंटुआ को यह यकीन हो गया था कि पूरी दुनिया उसके ही खिलाफ है। अगर पूरी दुनिया नहीं भी है तो भी न्यू मार्केट वाले जरूर उसके खिलाफ ही होंगे। अगर न्यू मार्केट वाले नहीं भी हैं तो उसकी दुकान के सामने सब्जी बेचने वाला तो उसके खिलाफ है ही। यही वजह है कि दर्जनों बार अवैध

अतिक्रमण की शिकायत दर्ज करवा चुका था पिंटुआ। लेकिन चार दिन बाद वह सब्जी वाला फिर से वहीं आ जमता—कटहल ले लो, कद्दू ले लो। पिंटुआ की बड़ी मुसीबत यह भी थी कि उसे कद्दू और कटहल—दोनों से चिढ़ थी और न जाने कैसे सब्जी वाले को इस बात का पता लग गया था। वह सब्जी तो सारी बेचता था, पर उसकी आवाज सबसे तेज तभी होती थी, जब वह बोलता था—कटहल ले लो, कद्दू ले लो।

आखिरकार, पिंटुआ का शक यकीन में बदल गया। जी हाँ, पिंटुआ को सब्जी वाले के अपने दुश्मन होने का हमेशा से यकीन था। नहीं तो इतना बीमार भला क्यों पड़ता? सब्जी वाला रोज बची-खुची सब्जी पीछे छोड़ जाता था। इस सब्जी में सड़ी हुई हरी मिर्च और भद्दा सा नींबू जरूर होता था। पिंटुआ सब्जी वाले के जाने के बाद उस कूड़े को जरूर देखता। हरी मिर्च और नींबू उसे मुँह चिढ़ाते थे। यूँ तो ये न्यू मार्केट के सारे फल और सब्जी वालों की आदत है कि पूरा दिन ठेला, रेहड़ी या पटरी लगाने के बाद कूड़ा अपने पीछे ऐसे छोड़ जाते हैं, जैसे उठाने की जिम्मेदारी सरकार को वोट देते ही खत्म हो गई। वोट हाथ से निकलते ही यह जिम्मेदारी अब सी.एम. या पी.एम. की हो गई हो। पिंटुआ के मामले में मामला आगे बढ़ गया था। यहाँ कूड़े में हरी मिर्च और नींबू रोज ही मिलते थे। पिंटुआ को शक था कि ये जरूर तंत्र-मंत्र का खेल है, ताकि वह और उसका परिवार बीमार रहे।

एक बार फिर पिंटुआ जल्दी में था। सिर नीचे किए, कंधा झुकाए और पैरों को आगे फेंकते हुए वह न्यू मार्केट की तरफ बढ़ रहा था, पर इस बार वह अपनी दुकान की तरफ नहीं जा रहा था, बल्कि न्यू मार्केट के ठीक पीछे के मोहल्ले में जा रहा था, बहुत तेजी से। इस मोहल्ले में एक चावल वाले बाबा थे। ऐसी मान्यता थी कि वह चावल के दाने फेंक कर काला जादू करनेवाले पापियों का नाम बता देते थे। बीमारी से परेशान होकर पिंटुआ ने चावल वाले बाबा का ही सहारा लेना ठीक समझा। पिंटुआ के हाथ में पाँच किलो अक्षत थे। अक्षत कहते हैं—अखंडित चावल के दाने को। बाबा की

आज्ञा पर लंबे बासमती चावल का पाँच किलो का बैग उठाकर पिंटुआ तेजी से आगे बढ़ रहा था। न्यू मार्केट के पीछे वाले इलाके में चावल वाले बाबा के घर पहुँचने के लिए उसे नाले नुमा सड़क या कहें तो सड़क नुमा नाले को पार करना था। बीच-बीच में पड़ी ईंटों पर एक-एक कदम रखते हुए पिंटुआ ने चावल के बैग के साथ पूरा सड़क-नाला तेजी के साथ पार किया।

बाबा के घर पहुँचने में वह आधा घंटा लेट हो गया था। चावल वाले बाबा बस निकलने ही वाले थे। पिंटुआ के पास बहानों की लंबी लिस्ट होती थी, जिसमें घरवाली से झगड़ा, बच्चों की बीमारी, बाइक पंचर और दुकान में काम अटकना, पड़ोसी का टाँग अड़ाना काफी कुछ शामिल रहता था पर बाबा के सामने उसे किसी बहाने की जरूरत नहीं पड़ी। उसने मुसकराते हुए कहा, "रोड पर नाला बहि रहलौ छै" (बाबा, सड़क पर नाला बह रहा है) बाबा ने भी बात टालते हुए कहा कि "आबि जाऔ, परेसानी दूर करै छियै।" (आओ, जल्दी से समस्या सुलझाते हैं।) बाबा उसे एक खास कमरे में ले गए। कमरे में धूपबत्ती ताजी-ताजी जलाई गई थी। मोगरा की अगरबत्तियों की खुशबू से कमरा महक रहा था। कमरे की लाइट बहुत हल्की थी। बीच में फर्श पर कुछ आकृति बनाई गई थी। बाबा ने परेशानी पूछी और फिर इलाज के लिए आँखें बंद कर लीं। बाबा की मुट्ठियों में चावल के दाने थे। उन्होंने कुछ देर बुदबुदाने के बाद चावल के दाने फेंके। कहा, "बच्चा तोरा पर काली छाया घूमि रहलौ छै। तोरा पर छू प्रेत लागलौ छै।" (तुझ पर काली छाया घूम रही है। शैतानी ताकतें पीछे लगा रखी हैं।) पिंटुआ का शक फिर से यकीन में बदल गया। बाबा ने नाम तो नहीं बताया, पर इलाज जरूर बता दिया। इलाज के लिए घनघोर तंत्र-मंत्र चलने थे। बाबा ने अपने पास से रेटकार्ड निकालकर सामने रख दिया।

रेटकार्ड में तीन ऑफर थे, पहला ऑफर, दस दिन सूरज उगने से पहले बाबा के घर पहुँचना था और दस दिन तक मंत्रों का जाप करना था जिसके लिए बाबा कोई रकम नहीं माँग रहे थे। दूसरे ऑफर में पिंटुआ की जगह यह काम कोई चेला करेगा, जिसके लिए पाँच हजार रुपए की फरमाइश

थी। तीसरे ऑफर में बाबा कुछ मंत्र पढ़ते, साथ में दस साधक मंत्र पढ़ते। एक दिन में असर की गारंटी थी। रकम थी—11 हजार। मनचाही दक्षिणा के लिए कोई रोक नहीं थी। परेशानी में घिरे पिंटुआ ने जल्दी से 11 हजार वाला ऑफर चुन लिया। अब उसे उम्मीद थी कि शांति उसके जीवन में जरूर आएगी।

दिन बीते, हफ्ते बीते और महीने भी बीत गए। इस बीच हर महीने चार चक्कर अस्पताल के और चौदह चक्कर बाबा के घर के पिंटुआ लगाता रहा, पर समाधान कहीं से नहीं निकला। अस्पताल वाले एक ही बात से परेशान थे कि घर में ऐसा क्या है, जो आए दिन परिवार का कोई-न-कोई सदस्य किसी-न-किसी बीमारी का शिकार हो जाता है। कभी पेट का इन्फेक्शन तो कभी वायरल। बार-बार बीमारी के चलते पिंटुआ और घरवाले कभी सेहतमंद हो ही नहीं पाए। अब तो बाबा ने भी कह दिया कि ये शैतानी ताकत उनके बस की बात नहीं है। चावल वाले बाबा ने नाम सुझाया, अपने गुरु दाल वाले बाबा का। हर दाल एक-एक किलो लेकर पिंटुआ पहुँच गया। दाल वाले बाबा का दरबार और भी रहस्यमयी था। बाबा के दरबार में उनके हट्टे-कट्टे चेले हमेशा मौजूद रहते। पिंटुआ के मन में आया कि बाबा का चेला होकर शायद वह भी ऐसा ही हट्टा-कट्टा हो जाएगा। खैर, दाल वाले बाबा ने उससे 51 हजार रुपए संकट हरने के नाम पर लिये पर संकट बाबा के चेलों से भी हट्टा-कट्टा निकला।

एक बार फिर अस्पताल से दुकान की तरफ लौटते हुए पिंटुआ जल्दबाजी में चला आ रहा था। वह निराश हो चुका था, बाबाओं से भी और बीमारियों से भी। देर शाम दुकान पर पहुँचा ही था कि सब्जी वाले ने आवाज लगाई, “कटहल ले लो, कद्दू ले लो।” पिंटुआ ने सब्जी वाले की तरफ देखा। इस बार उसकी आँखों में गुस्सा नहीं था, थकान थी, पीड़ा थी। आँसू जैसे निकलने ही वाले थे। पिंटुआ की ऐसी हालत देखकर सब्जी वाले ने आवाज लगानी बंद कर दी। पिंटुआ खट् से सब्जी वाले के पैरों में लेट गया। “बाबा, तोए चावल वाला बबा सै पावरफुल छै। दाल वाला बबा सै

भी। तोय हमरा पर किरपा करो।" (बाबा, आप तो चावल वाले बाबा से भी ताकतवर हो, दाल वाले बाबा से भी। आप ही कृपा करो।)

सब्जी वाले का दिल पसीज गया। उसने कहा, "मालिक, ऐसनौ काम नै करौ। आय सै हम नै बोल भै, कि कटहल ले लः कद्दू लै लः।"

(मालिक, आप तो ऐसा न करो। आज से मैं आवाज नहीं लगाऊँगा कि कटहल ले लो, कददू ले लो।)

पिंटुआ ने पैर छोड़े बिना कहा कि "बाबा, हमरा ऊपर से मंतर हटाबि दौ।"

सब्जी वाले ने कहा, पहले बैठो। तुरंत उसने एक गिलास पानी मँगाया और साथ में खड़े समोसे वाले से एक समोसा लेकर दिया। खाने को कहा, पिंटुआ ने प्रसाद समझकर समोसा खाना शुरू किया। सब्जी वाले ने कहा—

"अपना हाथ देखाएः" (मुझे अपना हाथ दिखाओ।)

पिंटुआ को लगा कि भाग्य रेखा और स्वास्थ्य रेखा देखनी होगी। हाथ आगे बढ़ाते ही सब्जी वाले ने समस्या पकड़ ली। "बौआ, अपना और घर मैं सबकै बोली दहो, खाए से पहिलै, हाथ धो लेबा के चाहिए।" (बेटा, खुद और अपने घर वालों को कहो, खाने से पहले हाथ धो लिया करें।)

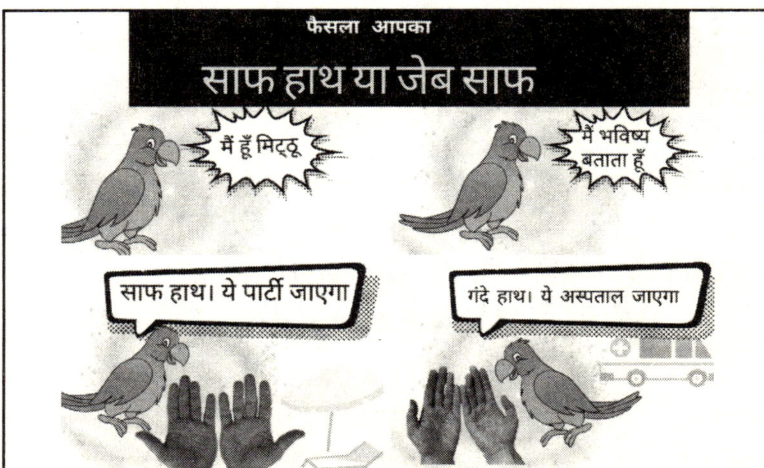

हाथ धोना क्यों जरूरी

पिंटुआ उर्फ बलदेव सुबह नाश्ता करने के बाद घर से निकला। सबसे पहले उसने हैंडल पकड़ा, दरवाजा खोला। अपनी बाइक स्टार्ट की। रास्ते में धूल-धक्कड़ का सामना करने के बाद जब बाइक को स्टैंड पर लगाया तो सामने मार्केट के गुप्ताजी मिल गए। दुकान तक पहुँचने से पहले दस लोगों से हाथ मिलाया। ताला खोलकर दुकान का शटर खोला और फिर गद्दी झाड़कर दुकान पर बैठ गया। इस बीच में पिंटुआ की हथेलियों में दसियों किस्म के करीब एक करोड़ बैक्टीरिया और वायरस बस्ती बसा चुके थे। अब ऐसे हाथों से पिंटुआ खाना खाएगा, तो बीमार तो होगा ही न?

एक करोड़ तो समझाने के लिए हैं। असली संख्या तो इससे कई गुना ज्यादा होती है, जो हर मिनट में बढ़ती जाती है। इनमें से कुछ सूक्ष्म जीवाणु बेहद खतरनाक होते हैं।

हाथ धोना ऐसा है, जैसे बॉर्डर पर खड़े हमारे जवानों का आतंकियों को मारना। ये जवान हर घुसपैठ को नाकाम कर देते हैं। आतंकियों को मार गिराते हैं। अगर आतंकी देश में घुस आए, तो तबाही मचा सकते हैं। हाथ धोने से बैक्टीरिया बदन में दाखिल होने से पहले ही मारे जाते हैं।

स्वाइन फ्लू, डायरिया, हैजा, तरह-तरह के वायरल फीवर, टाइफाइड जैसी दर्जनों बीमारियों को बैक्टीरिया और वायरस ही बदन के अंदर तक पहुँचाते हैं और आपकी हथेलियाँ इसका जरिया बनती हैं। कार चलाई, रास्ते में किसी से हाथ मिलाया, नोट गिने और फिर खाना खाने से पहले हाथ नहीं धोए, तो समझ लीजिए इन आतंकियों को अपने बदन में घुसा लिया।

कब-कब हाथ नहीं धोए, तो बीमारी फैलेगी

1. सब्जी काटने, आटा गूँथने, खाना तैयार करने से पहले और बाद में
2. खाना खाने से पहले
3. किसी बीमार या संक्रमित व्यक्ति से मिलने से पहले और बाद में
4. किसी घाव की सफाई करने या पट्टी करने से पहले और बाद में

5. टॉयलेट का इस्तेमाल करने के बाद
6. बच्चों का डायपर बदलने या उनकी सफाई के बाद
7. छींकने, खाँसने या नाक से गंदगी निकालने के बाद
8. किसी जानवर, जानवर के मल या जानवर के खाने को स्पर्श करने के बाद
9. गंदगी को छूने के बाद
10. बाहर से घर में दाखिल होते हुए हाथ धोना एक अच्छी आदत है
11. किसी नवजात बच्चे को उठाने से पहले

काश! पिंटुआ ये बातें समझ पाए।

□

पकौड़ा पार्टी

एड एजेंसी में काम करनेवाली सिमरन खुश थी। आज ऑफिस में उसकी लिखी कॉपी की जमकर तारीफ हुई थी। खुशी-खुशी बाहर निकली तो आसमान पर काले बादल छाए थे। पूरे रास्ते बारिश के आधे घंटे रुकने की दुआएँ माँगती सिमरन बिना भीगे अपनी सोसाइटी में दाखिल हो गई थी। घर की लिफ्ट में दाखिल होने से पहले हल्की बौछारें उसके बदन को छू गई थीं। शहरों में बारिश, तापमान में गिरावट और एसी का खर्चा कम होने के साथ-साथ लोकेशन चेंज जैसी खुशी भी दे जाती है। बारिश तभी अच्छी लगती है, जब आप घर पर हों। ऑफिस जाने के समय बारिश सबसे बड़ी दुश्मन लगती है। गाड़ियाँ रेंगने लगती हैं और ट्रैफिक जाम हो जाता है। सिमरन खुशनसीब थी कि जाम में फँसने से पहले ही घर पहुँच गई। घर आते ही आलू के पकौड़ों की फरमाइश हो गई।

सिमरन आज खुश थी तो उसने भी खुशी-खुशी 'हाँ' भर दी। अगर ऑफिस में कुछ बुरा हुआ होता तो आलू के पकौड़े माँगने पर वह मिर्च की चटनी जैसी फटकार मार देती। हल्की बारिश की वजह से मौसम भी पकौड़ों वाला हो चला था। सिमरन ने किचन की अलमारी में रखी आलू की टोकरी में हाथ मारा। हाथ में आलू के साथ-साथ एक कॉकरोच भी आ गया। सिमरन ने चीखते हुए आलू को ऐसे फेंका जैसे हाथ में कोई ग्रेनेड आ गया हो। रिएक्शन टाइम जैसा था, जैसा गरमागरम प्रेस पर हाथ लगकर हाथ पीछे जाता है। आवाज को सुनकर कई पड़ोसी बॉलकनी में निकल आए थे। सोसाइटी में एक-दूसरे के घरों के मामले में सिर्फ इतना

ही दखल दिया जाता है। सिमरन अब भी ऐसे चीख रही थी जैसे उसने भूत देख लिया हो, कॉकरोच, कॉकरोच, कॉकरोच।

दुनिया में रफ्तार के मामले में चीते की तुलना की जाती है, लेकिन वैज्ञानिकों के साथ-साथ साहित्यकारों ने कभी कॉकरोच की तेजी पर ध्यान नहीं दिया। दो सेकंड का ही समय रहा होगा, सिमरन ने आलू को टोकरी से निकाला, देखा। इतने में तो आलू से होते हुए सिमरन की कोहनी तक चढ़ आया था कॉकरोच। आलू को फेंके जाने के झटके को भी कॉकरोच झेल गया और कोहनी के पास सूट से चिपका रहा। सिमरन का चिल्लाना बंद नहीं हो रहा था। वह उछल रही थी, हाथ झटक रही थी, पूरे बदन में सिहरन करंट बनकर दौड़ रही थी, पर कॉकरोच था कि गिरने का नाम नहीं ले रहा था। चलते-चलते वह पीठ की तरफ चला गया, जहाँ सिमरन उसे सिर्फ बेबसी के साथ महसूस कर सकती थी। जिस एंगल पर पीठ पर साबुन भी नहीं पहुँचता, वहाँ भला कॉकरोच से कैसे छुटकारा पाया जाए? मोहल्ला इकट्ठा हो जाए, इससे पहले ही बच्चे और पति टी.वी. छोड़कर किचन में आ गए थे। सिमरन चिल्लाए जा रही थी। पति कुछ समझ पाता, इससे पहले ही कॉकरोच ने मामले की गंभीरता को समझा और उड़ते हुए सुरक्षित जगह पर छोटे से छेद में घुसकर नजरों से गायब हो गया। सिमरन को पानी पिलाया गया। पति मन-ही-मन कॉकरोच की बहादुरी को सलाम कर रहा था, मन-ही-मन उसे अपने कॉकरोच न होने का अफसोस हो रहा था। वैसे छिपकली और चूहे का ऑप्शन भी था, पर अभी तो बाजी कॉकरोच ने ही मारी थी।

कुछ देर पूरा परिवार हाथ में चप्पल लेकर घूमता रहा, पर डेढ़ इंच के कॉकरोच ने किसी ऐसी जगह ठिकाना बना लिया था कि ढूँढ़ना मुश्किल था। बाहर आसमान में बिजली कड़क रही थी। बारिश की बूँदों से मिट्टी की भीनी महक घर के अंदर तक दाखिल हो रही थी। वैसे, खुशबू में इतनी ताक़त है कि बुरे-से-बुरे मूड में कुछ राहत महसूस करा देती है। बच्चों की माँग और घर में फैली खुशबू ने सिमरन को दोबारा आलू के पकौड़े

बनाने की हिम्मत दी। पिछली बार कॉकरोच बिन बुलाई मुसीबत की तरह आया था, इस बार सिमरन मुश्किल का सामना करने के लिए तैयार थी।

आलू की टोकरी को ऐसे निकाला, जैसे साँप होने का खतरा हो। इस बार आलू की टोकरी में कुछ नहीं था। आलू काटकर और बेसन घोलकर कढ़ाई गैस पर चढ़ाई ही थी कि सामने की अलमारी में छोटी सी जगह से कॉकरोच ने अपने दोनों एंटीना निकाल लिये। इस बार सिमरन और कॉकरोच ऐसे आमने-सामने थे जैसे WWF के पहलवान लड़ाई से पहले एक-दूसरे को देखते हैं। इससे पहले कि सिमरन फिर से चीखती, कॉकरोच ने कहा, "आंटी, एक मिनट बात तो सुन लो।" सिमरन को अपने कानों पर विश्वास नहीं हुआ, लेकिन आंटी···ईईईईई। ये तो कॉकरोच से भी बुरा था। महिलाओं को गैर-अधिकृत लोगों से 'आंटी' सुनना बेहद नागवार होता है। "आंटी नहीं कहना"—सिमरन बोली। कॉकरोच ने तुरंत एंटीना जोड़ते हुए माफी माँगी ली। अब झिझकते हुए छोटे से छेद से कॉकरोच ने मुंडी भी निकाल ली थी।

कॉकरोच ने मामले की गंभीरता को देखते हुए 'दीदी' कहने का रिस्क भी नहीं लिया। बिना रिश्ता जोड़े उसे 'मैडम' शब्द इज्जतदार भी लगा और सुरक्षित भी। " 'मैडम' एक विनती थी।" कॉकरोच बोला।

सिमरन ने धीरे से बोला, "सपना देख रही हूँ क्या?" कॉकरोच ने कहा, "मैडम, कलाई आगे करो। एक बार फिर चलकर दिखाता हूँ।" सिमरन को इस खयाल से एक बार फिर सिहरन दौड़ गई। सपना था या सच था? सिमरन के मन में इस बातचीत को आगे बढ़ाने की उत्सुकता जाग गई। सिमरन ने कहा, "कहो, क्या कहना है?"

"विनती यह है कि हम कॉकरोच मिलकर आपसे एक विज्ञापन बनवाना चाहते हैं। ऐसा विज्ञापन, जिससे लोग हिट-विट का इस्तेमाल कम करें। चप्पल का तो बिल्कुल नहीं। आजकल जीना मुश्किल होता जा रहा है। घर से हमारे बच्चे निकलते हैं, तो भरोसा नहीं होता लौट कर आएँगे। बस, लोगों को समझ आ जाए कि हमारी भी अपनी फैमिली है।"

कॉकरोच ने रिरियाते हुए कहा।

सिमरन हैरान, "पहले यह बताओ कि तुम बोल कैसे रहे हो और तुम्हें कैसे पता चला कि मैं विज्ञापन बनाती हूँ?" सिमरन ने बोला।

वार्ता शुरू हो चुकी थी। कॉकरोच ने विरोधी पार्टी को सफलतापूर्वक इंगेज कर लिया था। कॉकरोच पूरी तरह बाहर निकल आया। सुरक्षित दूरी बनाते हुए कॉकरोच अलमारी की दीवार पर टिक गया। सिमरन ने भी एक कदम पीछे लिया। कॉकरोच बोला—"हम इस दुनिया में डायनासोर से भी पहले से हैं। जब जो जरूरत होती है, हम सीख लेते हैं। देखिए, दिल्ली जैसे शहर में बीस साल पहले तक मुझ जैसे बड़े कॉकरोच घूमते थे, पर लगा कि यहाँ तो इनसानों के बीच बड़े बनकर रहकर जिंदा रहना मुश्किल है, तो हमने छोटे बनकर रहना शुरू कर दिया, ताकि आप लोगों की निगाहों से बचे रहें। बोलना क्या मुश्किल है?"

''और दूसरा जवाब?'' सिमरन ने पूछा। कॉकरोच ने तुरंत अपने एंटीना हिला दिए "मैडम, यह दुनिया का सबसे ताकतवर एंटीना है।"

सिमरन को समझ में ज्यादा नहीं आया पर बात आगे बढ़ाने के लिए पूछा, "क्या विज्ञापन चाहते हो?" कॉकरोच ने कहा, "ऐसा जिससे पता चले कि हम कितने सफाई पसंद जीव हैं।" कॉकरोच के सामने रहते हुए भी सिमरन के चेहरे पर व्यंग्यात्मक मुसकान आई। "तुम, सफाई पसंद?? गंदगी में रहो तुम, गंदगी फैलाओ तुम। बीमार करो तुम। डराओ तुम। और तुम सफाई पसंद?" सिमरन की आवाज में कुछ कर्कशता थी।

"मैडम, पर्सनल मैटर बीच में क्यों ला रही हैं? आप जो सोचती हैं, वह आपकी समस्या है। विज्ञापन में हमें क्या चाहिए, वह हमारी इच्छा हैं।" कॉकरोच ने बिना डरे जवाब दिया।

सिमरन को इस जवाब की उम्मीद नहीं थी। "मतलब, तुम चाहते तो कि मैं और हमारी कंपनी तुम्हारे लिए विज्ञापन करे, जानते हो, खर्चा कितना आएगा?"

कॉकरोच ने कहा, "मैडम, खर्चे की तो आप परवाह करो ही न।

ऐसे तमाम धंधे हैं, जो हमारी वजह से फल-फूल रहे हैं। उनसे उगाही कर लेंगे। जरा सोचो, हम नहीं रहे तो डॉक्टरों के क्लीनिक का क्या होगा? बेचारे केमिस्ट तो भूखे मर जाएँगे। गली-मोहल्ले वाले झोलाछाप डॉक्टरों की तो जिंदगी हम पर ही टिकी हुई है। हो जाएगा पैसों का इंतजाम।"

सिमरन को बात में दम लगा, पर सवाल उठाया, "तुम चाहते हो कि पैसे के लिए हैजा, गेस्ट्रोइंटाइटिस, दस्त, उल्टी, टाइफाइट को भूल जाऊँ? भूल जाऊँ कि तुम कितनी एलर्जी पैदा करते हो, कितनी तरह के बैक्टीरिया को अपने पैरों में लेकर पूरी किचन में घूमते हो जिससे पूरे का पूरे परिवार बीमार हो जाता है?"

कॉकरोच ने निर्भीक होकर उत्तर दिया—"हाँ।"

कॉकरोच ने कहा, "अभी परसों ही आप सर को टी.वी. पर एक बिल्डर के विज्ञापन को दिखा रही थीं, जो आपने तैयार किया था। अच्छा था, वैसा ही चाहिए। विज्ञापन देखकर मैंने रिपोर्ट मँगवाई थी, आज ही मेरे एंटीना ने रिसीव किया, उसी के बाद आपके पास आया। आपने लिखा था कि 'शानदार बिल्डर का शानदार प्रोजेक्ट'। पता लगाया तो न प्रोजेक्ट शानदार है, न बिल्डर। आपने कहा था कि पाँच सितारा जैसी सुविधाएँ। मैडम, वहाँ पानी तक तो साफ आता नहीं। हाँ, एक बोर्ड बिल्डिंग के बाहर जरूर है, जिस पर पाँच स्टार लगे हैं। आपने लिखा, पजेशन के लिए बिल्कुल तैयार, कुछ परिवार तो शिफ्ट कर गए हैं। मैडम, हमारे पास रिपोर्ट है कि प्रोजेक्ट में न आदमी है, न आदमी की जात। वह तो हमारे बंधुओं को पता है कि वहाँ हम कैसी भुखमरी की हालत से गुजर रहे हैं? आप लोग कूड़ा फैलाते हैं तो वह हमारे लिए दावत की तरह होता है। पूरी तरह झूठा विज्ञापन था। ऐसा ही विज्ञापन हम चाहते हैं।"

सिमरन को काटो तो खून नहीं। सिमरन ने जवाब दिया—"बिल्डर ने वादा किया है कि अगले एक साल में वह सारी सुविधाएँ दे देगा। तभी हमने वह विज्ञापन दिया।" कॉकरोच फिर मुसकराया, "मैडम, हमें क्या समझा रही हो? हमारी तो जिंदगी एक साल की होती है। एक साल

की नहीं, एक-एक दिन की वेल्यू हमें पता है। हमारे पुरखों ने हमें यही सिखाया है कि एक साल, पाँच साल, दस साल यानी फ्यूचर वाले वादे कभी पूरे नहीं होते। खैर छोड़िए, आप विज्ञापन बनाइए जिसमें हमें सफाई पसंद, इनसान का दोस्त दिखाया जाए।"

सिमरन ने हैरत में कहा, "कैसे संभव है?" कॉकरोच फिर बोला कि "अल्कोहल का विज्ञापन जब आप सोडे या पानी की तरह दिखा सकते हो तो भला यह क्यों संभव नहीं है?"

सिमरन को समझ आ गया कि यह कॉकरोच होमवर्क पूरा करके आया है। तो बोली, "पकौड़े बना लूँ तो फिर पूरा केस समझती हूँ।" कॉकरोच ने कहा कि "पकौड़े बनाते-बनाते भी बात हो सकती है। बस, एक पकौड़े का टुकड़ा मेरे लिए रख दो, पकौड़े पर चर्चा कर लेते हैं।"

सिमरन ने पहला पकौड़ा उतारा और छोटी प्लेट में सजा दिया। कॉकरोच की आँखों में इतनी इज्जत से आँसू आ गए। सिमरन ने कहा कि हम अपने क्लाइंट्स को हमेशा इज्जत देते हैं, फिर चाहे वह तंबाकू वाला हो या झाड़ू वाला।

कॉकरोच ने बताना शुरू किया, "हम प्राचीन काल के जीव हैं, जिन्होंने हर परिस्थिति में अपने वंश को बचाकर रखा है। हम कई मामलों में आप इनसानों से बेहतर हैं। हमारी छह टाँगें और दो एंटीना होते हैं। हमारे कुछ सदस्य तो उड़ भी सकते हैं। आप इनसानों को उड़ने की ख्वाहिश पूरा करने के लिए दूसरी दुनिया से सुपरमैन को लाना पड़ा।

"हम एक हफ्ते तक बिना सिर के जिंदा रह सकते हैं। हम आपकी तरह सिर्फ नाक से साँस नहीं लेते, बल्कि हमारे बदन में कई जगह साँस लेने के छेद हैं। सिर कटने के बाद हम प्यास से मर सकते हैं, साँस रुकने से नहीं।

"आप तीन मिनट पानी के नीचे नहीं रह सकते, हमें आप आधे घंटे पानी में डुबो कर नहीं मार सकते। हमारी साँस रोकने की ताकत है—चालीस मिनट।

"हम एक घंटे में साढ़े पाँच किलोमीटर दौड़ सकते हैं, आप पूरे दिन में पाँच किलोमीटर नहीं चलते होंगे। मैं आपकी इस सोसाइटी के हर घर में एक घंटे में चक्कर लगाकर आ सकता हूँ, आपने तो आज तक अपनी बिल्डिंग की सारी सीढ़ियाँ नहीं चढ़ी होंगी।

"हमारे जर्मन कॉकरोच तो 36 दिन में बालिग हो जाते हैं, आपको बालिग होने में पूरे 18 साल लगते हैं। हमारा एक दिन का कॉकरोच बड़ों की तरह ही दौड़ सकता है, आपके बच्चे को चलना सीखने में एक साल लग जाता है।

"दुनिया भर में हमारी 4,600 तरह की प्रजातियाँ रहती हैं, इनसानों के साथ तो हमारी सिर्फ 30 प्रजातियाँ रहती हैं, पर हमने कभी आपस में लड़ाई नहीं की। हम एक महीने तक बिना खाने के रह सकते हैं, यानी हम पेट भरने के लिए अपने किसी साथी का खून नहीं बहाते।

"हम मच्छरों की तरह डेंगू, मलेरिया नहीं लाते, आपका खून नहीं चूसते। बस, आपकी दीवार के एक कोने में छोटे से छेद में घर बनाकर रहते हैं। एक घर में चार सौ से पाँच सौ कॉकरोच रह लेते हैं। आपकी तरह एक घर से माँ-बाप को भी बाहर नहीं करते।

"हमारी दिक्कत यह है कि हमें आपका कूड़ा, बचा-खुचा खाना पसंद हैं। अगर आप कूड़ा नहीं फैलाएँगे, सीलन नहीं छोड़ेंगे तो हमारे लिए जिंदा रहना मुश्किल होगा। कूड़े में जाने के कारण हमारे पैर में बैक्टीरिया लग जाते हैं। खाने की तलाश में जब हम निकलते हैं तो आपकी किचन में वो बैक्टीरिया फैल जाते हैं। हम बचा-खुचा खाते हैं तो संक्रमित खाना हमारे पेट में पड़ा रहता है। हम तो मजबूत हैं, हमें फर्क नहीं पड़ता, पर हम जो मल आपकी किचन में बरतनों और खाने पर छोड़ते हैं, वो आप पचा नहीं पाते। बीमार होते हैं तो हमें दोष देते हैं। सच यह है कि आप अपनी बीमारियों के लिए खुद जिम्मेदार हैं।"

बाकी सब ठीक था, सिमरन को आखिरी लाइन पसंद नहीं आई। बच्चों की बीमारी के लिए मैं जिम्मेदार? उसे पिछले हफ्ते ही बेटे को

हॉस्पिटल ले जाना याद आया, जहाँ बैठे-बैठाए सात हजार रुपए का बिल बन गया था। उसका खून खौल गया था। ऐसे कॉकरोच के लिए विज्ञापन बनाना तो दूर, उसे आँखों के सामने भी देखना नहीं चाहेगी।

सिमरन जानती थी कि एक कॉकरोच दिखने का मतलब है कि पीछे सैकड़ों कॉकरोच बस्ती बना चुके होंगे। सिमरन ने पीछे होकर चप्पल उठाई। इतने में कॉकरोच सारे पकौड़ों के ऊपर पैर रखता हुआ भागा। सिमरन को पकौड़े उठाकर कूड़ेदान में फेंकने पड़े, बारिश में कॉकरोचों की पकौड़ा पार्टी का इंतजाम हो गया था।

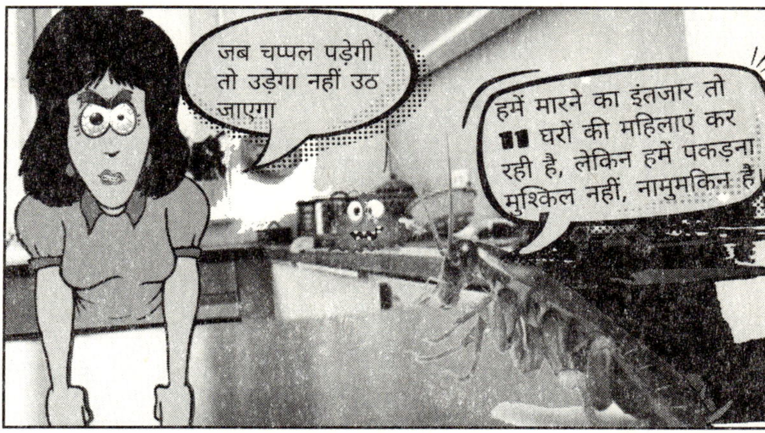

किचन साफ तो बीमारी साफ

कहते हैं कि दिल का रास्ता पेट से होकर जाता है। यह भी सच है कि बीमारी का रास्ता किचन से होकर जाता है। आमतौर पर टॉयलेट को सबसे गंदा माना जाता है। कई रिसर्च में सामने आया है कि घर में सबसे ज्यादा बैक्टीरिया और बैक्टीरिया फैलाने वाले कॉकरोच किचन में ही मिलते हैं।

एक बैक्टीरिया सेल 24 घंटे में 80 लाख बैक्टीरिया में बदल सकता है, जबकि बीमार बनाने के लिए सिर्फ चंद बैक्टीरिया ही काफी हैं। किचन से होते हुए ये बैक्टीरिया आसानी से आपके पेट तक पहुँच जाते हैं और आप बिस्तर पर पड़ जाते हैं।

आमतौर पर किचन और बरतन साफ करने में जिस स्पॉन्ज का इस्तेमाल करते हैं, वह बैक्टीरिया का सबसे फेवरेट घर है। स्पॉन्ज में टॉयलेट सीट से भी दो लाख गुना ज्यादा बैक्टीरिया होते हैं। गंदे स्पॉन्ज या कपड़े से किचन साफ करने में आप धूल हटाएँगे, जबकि बाकी बैक्टीरिया को पूरी किचन में फैला देंगे।

इसी तरह बरतन साफ करने के सिंक में बैक्टीरिया की भरमार होती है। सिंक में रोज रात को थालियों में खाना छोड़ेंगे तो यह बीमारियों को दावत देने जैसा है। डस्टबिन बीमारियों का घर बन सकता है, अगर आपने उसे साफ नहीं किया। इसी तरह फ्रिज के हेंडल भी संक्रमित हो गए तो यह बार-बार आपके हाथ गंदे करता रहेगा।

किचन में साल्मोनेला, लिस्टिरिया, ई कोली जैसे बैक्टीरिया होते हैं, साथ ही कॉकरोच जैसे जीव भी, जो इन्हें फैलाने में एक्सपर्ट होते हैं। किचन में नमी होगी, तो बैक्टीरिया और कॉकरोचों को फैलने का मौका मिल जाएगा।

कुछ छोटी-छोटी चीजों का ध्यान रखिए

1. बरतनों के साथ-साथ किचन टॉप, स्पॉन्ज, किचन के कपड़ों को साफ रखिए, अपने हाथों से भी साफ। जहाँ हाथ लगता हो, उन जगहों को भी साफ करते रहें।
2. मीट में सबसे जल्दी बैक्टीरिया फैलते हैं, घर लाते समय इन्हें बाकी सभी से अलग रखिए। सब्जियाँ, फल हमेशा सावधानी से लाइए। घर लाकर बिना धोए इन्हें मत काटिए। कैन को भी घर लाकर धोया जाना चाहिए।
3. किचन में हैं तो हाथ धोइए। हो सकता है कि कई बार आपको हाथ धोने की जरूरत पड़े। बिना पकी या कम पकी चीजों पर ज्यादा ध्यान दिए जाने की जरूरत है। पके हुए खाने में बैक्टीरिया खत्म हो जाते हैं। खाना पकने के तुरंत बाद इसे फ्रीज में रखिए।

4. बचा हुआ खाना खुला छोड़ेंगे, सिंक में छोड़ेंगे या नमी होगी तो कॉकरोचों की आबादी को पनपने का मौका मिल जाएगा। उन सारी जगहों पर ध्यान दीजिए, जहाँ से कॉकरोच आ सकते हैं। अगर दिख गया तो तुरंत उसे मारने का इंतजाम कीजिए।

□

अजय तिवारी फॉरेन रिटर्न

मुँह में खैनी दबाए अजय तिवारी पूरी फॉर्म में थे। फुटपाथ पर चलते चलते गीत उनके मुँह से बस छलक ही पड़ रहा था। न जाने कैसे खैनी और गीत, दोनों को अपने मुँह में दबाए दोनों का एक साथ मजा लेते हुए चले जा रहे थे। कनॉट प्लेस के हनुमान मंदिर की सड़क पर गाड़ी पार्क करने के बाद कॉफी हाउस बस सड़क के उस पार है। तिवारीजी ने एक बार सड़क के ट्रैफिक को देखा और फिर सामने कॉफी हाउस को। मन में आया कि दौड़ लगाकर रेलिंग फाँद जाएँ, फिर अपने सफेद बालों का खयाल आया। पीछे मुड़कर देखा तो सब-वे से रास्ता जा रहा था। मन मसोस कर तिवारीजी सब-वे की तरफ बढ़े, पर एक निगाह अब भी रेलिंग की तरफ लगी थी। उनके ध्यान को खींचा फोन की घंटी ने···

(रिंगटोन) "जादूगर सैंया छोड़ो मेरी बईंया···"

ये अजय तिवारी का अंदाज है। बालों में जितनी सफेदी है, बातें उतनी ही मसालेदार। कॉल उठाते, उससे पहले ही 'पच्च' से किया सब-वे की दीवार पर वार। तिवारीजी जब जल्दबाजी में होते हैं, पच्च से पीक फेंक देते हैं। जब जल्दबाजी नहीं होती तो पीक की पिचकारी निकलती है पिच्च्च से धीरे-धीरे। अभी वह तेज कदमों से कॉफी हाउस की तरफ बढ़े जा रहे थे।

"हाँ, त्रिपाठीजी। बस, आ ही गए। सड़क पार कर ही रहे हैं। आइए, आपको जबरदस्त किस्से सुनाते हैं।" फोन काट कर जीभ को होंठों पर फिराते हुए तिवारीजी आगे बढ़े।

साहित्यिक गलियारे में कॉफी हाउस बौद्धिक दिग्गजों के बीच काफी

मशहूर है। जहाँ वे कहानी से लेकर राजनीति की नानी, सभी पर आराम से चर्चा करते हैं। बजट में खाने-पीने की चीजों के साथ-साथ सबसे बड़ी चीज ये होती है कि यहाँ आकर कोई वेटर पूछता नहीं है कि "साहब कुछ और लेंगे क्या" या अचानक ही टेबल पर चाय रख जाए। यहाँ आप चाहें तो पूरा दिन बिना कुछ खर्च किए भी बिता सकते हैं। वैसे, तिवारीजी को बजट की चिंता नहीं थी। आज तो वह काफी कुछ खर्च करने के मूड में आए थे। जैसे उनके मुँह में खैनी की पीक भर जाती है, आज उनके पेट में अमेरिका के काफी कुछ किस्से उमड़-घुमड़ रहे थे। अपने किस्सों को पिच्च से निकालने के लिए उन्होंने त्रिपाठीजी को बुलाया था। नाथ साहब एक के साथ एक फ्री ऑफर में आ रहे थे।

तेज कदमों से वह कॉफी हाउस के बाहर पहुँचे। चारों तरफ नजर घुमाई और पिच्च्च···। इस बार तिवारीजी को जल्दबाजी नहीं थी। त्रिपाठीजी भी पहुँच ही रहे थे। चारों तरफ देखते हुए मुँह में जीभ घुमा कर एक बार फिर से पिच्चचचच···। कॉफी हाउस के गेट के बाहर वह मुँह का जायका बदल रहे थे। उन्हें अब अंदर कॉफी और डोसे का मजा लेना था। इतने में त्रिपाठीजी भी आ पहुँचे।

पूरे जोश के हाथ दोनों हाथ खोल कर त्रिपाठीजी को गले लगा लिया, "हो आए अमेरिका? अब तो हो गए फॉरेन रिटर्न।···" दोनों ने पूरे जोर से ठहाका लगाया। त्रिपाठीजी थोड़ा रसिक आदमी थे। धैर्यवान, कुछ नाटा कद था, वजन थोड़ा ज्यादा, गोल-मोल से लगते थे लेकिन धैर्य भरपूर था। अजय तिवारी के सारे किस्से वह मजे लेकर सुनते थे। इस बार तो अमेरिका के अनुभव बटोर कर लाए थे। क्या मजे किए अजय तिवारी ने, यह जानने का बड़ा मन था त्रिपाठीजी का भी।

उधर से नाथ साहब भी आ पहुँचे। वह जरा चौड़े बदन और गरम मिजाज के साफ बोलने वाले आदमी थे। चेहरे पर मोटी सी मूँछ और उनकी तीखी आवाज जैसे एक-दूसरे के पूरक हैं। अजय तिवारी ने नाथ साहब के आगे हाथ जोड़ दिए। नाथ साहब ने तंज कसा··· "बड़े आदमी हो गए हैं, हीहीही।" अजय तिवारी ने तुरंत जवाब दिया "भक्ककक, बड़े आदमी,

आथूथूथू।" अजय तिवारी को जानने वाला हर आदमी जानता था कि ये तंबाकू खाएँगे तो पिच्च करेंगे और नहीं तो आथूथूथू। जैसे कुत्ते इलाके की मार्किंग करते हैं, वैसे ही अजय तिवारी कुछ देर या कुछ दूरी पर अपने होने के निशान मुँह से छोड़ते रहते हैं।

नाथ साहब ने नाक चढ़ाई पर अजय तिवारी के चेहरे पर कोई शिकन नहीं आई। "अरे भाई अपना देस है, अमेरिका थोड़े है! ही ही ही ही···"हँसते हुए तिवारीजी ने कहा। तीनों कॉफी हाउस के अंदर चल दिए। पहला ऑर्डर कॉफी के साथ समोसे का आया। "भक्क···अमेरिका कोई देश है ? आथूथूथू।" अजय तिवारी शुरू हो चुके थे। "भई, पहले तो फ्लाइट में हम पहुँचे, ठीक थी। जाना था न्यूयॉर्क, रास्ते में हमें नींद आए ही न और ऊपर से पान-खैनी की हुड़क। कब तक संयम करते ? हमने गाल में दबाया पान और बैठ गए। उठ-उठकर जा रहे थे, बाथरूम है कि हवा में उड़ता हुए बाथरूम··ही-ही·· वहीं पिच्च से निकाल कर आए। लेकिन बार-बार जाने में दिक्कत हो रही थी, तो वोमिट बैग रखा था, उसी का इस्तेमाल कर लिए हम। ही-ही-ही···साथ में कोई अंग्रेज बैठा था, हमें घूर रहा था। हमने सोचा कि भाई पैसे तो हमने भी पूरे दिए हैं, देखना है तो देखते रहो।

"और हम क्या कह रहे थे भक्क, ये कोई देश है आथूथूथू।" तिवारीजी बिना रुके बोले जा रहे थे। "न्यूयॉर्क अच्छा था पर लोग अच्छे नहीं हैं। जैसा कि हम कहते रहे हैं, दूसरे के तौर-तरीकों को बरदाश्त ही नहीं करता वह देश। एक बार हमने बस इधर मुँह किया ही था कि एक आ गया नो स्पिटिंग करके। साहब, स्पिट नहीं करे थे, बस गला खंखार रहे थे। बताया कि सर्दियाँ हैं, गले में बलगम जम जाता है, निकालना पड़ता है। समझाते रहे, पर वह समझने को तैयार नहीं था। अगली फ्लाइट थी तो हाथ-पैर जुड़वा लिए हमसे, तब जाने दिया।"

"न्यूयॉर्क से वॉशिंग्टन पहुँचे तो हमें लेने लोग आए हुए थे। भाई, क्या स्वागत हुआ हमारा! स्वागत करनेवाले अपने इंडियन ही थे। वहाँ से चले तो लगा कि अब कोई सिक्योरिटी वाला तंग नहीं करेगा। हमने पान का डिब्बा

खोला ही था कि हमारे सहयोगियों ने हाथ पकड़ लिया। जैसे-तैसे कंट्रोल किया, पर जरा गाड़ी रुकी तो हमने गला साफ करने के लिए टैक्सी की खिड़की खोली तो टैक्सी वाला ही चढ़ गया हम पर। भाई, कोई तमीज होती है या नहीं··· ? हम सवारी हैं, भला टैक्सी वाला ऐसे बात करता है कोई?" बताते-बताते तिवारीजी के चेहरे पर गुस्से के भाव आ गए थे।

"भक्क···कोई देश है ये आथूथूथ?" कहते हुए टेबल के किनारे ही तिवारीजी ने फिर से अमेरिका की कसर दिल्ली में निकाल ली। "वी आर बैल एजुकेटिड पर्सन, दे शुड रिस्पेक्ट एस।" तिवारीजी ने गुस्से में बोला। नाथ साहब ने पहला मौका लगते ही चौका मारा··· "पूरे रास्ते बस पकड़े ही जाते रहे या कुछ और भी किया?" तिवारीजी ने मुँह बिचका दिया और त्रिपाठीजी की तरफ देखते हुए गर्व से सीना चौड़ा करते हुए बताना शुरू किया--"सेमीनार में तो धुआँ उड़ा दिए। हमें सुनने लोग आए हुए थे इंडिया @2030। हमने अमेरिका में झंडे गाड़ दिए। भैया, ये तो तय है कि आनेवाला टाइम इंडिया का ही है। ही-ही-ही···और ये अमेरिका वाले खुद को तोप समझते हैं···साफ-साफ समझा के आए इस बार। देंगे भाषण की कॉपी आपको भी।"

नाथ साहब ने फिर टोका—"वह तो ठीक है, पर सुना है कि इस सेमीनार के बाद आपको किसी दूसरी जगह बोलने नहीं दिया गया?"

"भक्क···कोई देश है ये?" आथूथूथ थूकते हुए तिवारीजी इस बार थोड़ा तड़क कर बोले।

"सेमीनार रूम के बाहर ही जरा सा थूके थे तो पुलिसवाला पर्ची लेकर आ गया वहीं, कहते हैं उसे टिकट। फाइन लगा दिया। कह रहा है, गंदगी फैला रहे हैं। कमाल है, इसमें क्या गंदगी है? ये तो हम इंडिया में हर रोज करते हैं, कोई गंदगी फैलती है क्या? लोगों ने समझाया भी, बड़े आदमी हैं···पर वे मानने को तैयार ही नहीं हुए। इतना ही नहीं, रास्ते में भी थूक नहीं सकते, जेल में भी नहीं।"

नाथ साहब ने त्रिपाठीजी की तरफ देखते हुए कहा—"तो खबर सही

थी कि आपको जेल भी हुई। हमें तो लगा कि कोई ऊटपटाँग हरकत कर दिए होंगे, पर थूकने पर···!"

"आथूथूथू। छोड़िए न, हमने खूब समझाया उन्हें कि भइया हमारे देश का कल्चर है। कोई बुरा नहीं मानता। हम तो हर गली, सड़क, स्टेशन से लेकर हॉस्पिटल तक कहीं भी थूक लेते हैं, पर वे मानने को तैयार नहीं। ऐसा नहीं हो सकता है कि हम चार दिन के लिए अपने आपको बदल लें और वह भी अमेरिका के लिए। ये छोड़िए, आपको फोटो दिखाते हैं कि कहाँ-कहाँ घूमे?"

नाथ साहब ने चुटकी ली "वहाँ भी थूके?" अजय तिवारी ने खिसियानी हँसी हँसते हुए कहा—"दोबारा जेल थोड़े ही जाना था? बेकार देश है। आई लव माई कंट्री। आई प्राउड ऑन माई कंट्री।" आथूथूथू।

□

ये हिंदुस्तान है, थूकिस्तान नहीं।

कुछ साल पहले की बात है, दुबई डेसर्ट क्लासिक का फाइनल राउंड चल रहा था। गोल्फ के दिग्गज टाइगर वुड्स हरे मैदान पर थूकते हुए कैमरे में कैद हो गए। फिर देना पड़ा जुर्माना। सिर्फ टाइगर वुड्स ही नहीं, बल्कि कोई भी अगर अजय तिवारी की तरह थूकते हुए पकड़ा गया तो उसे एक हजार दिरहम यानी करीब 17 हजार रुपए अपने पर्स से निकाल कर देने होंगे।

इसी तरह ब्रिटेन के वॉल्थम फोरेस्ट काउंसिल में दो लोग सुर्खियाँ बने। थूकने पर बना नया कानून लागू होने पर दो लोग थूकते पकड़े गए। उन पर 80 पाउंड का जुर्माना लगा, करीब 6,500 रुपए प्रति व्यक्ति। दोनों को लगा कि यह भी कोई अपराध है। जुरमाने को अदालत में चुनौती दी गई। अदालत ने फाइन बढ़ाकर कर दिया 300 पॉण्ड यानी करीब 25,000 रुपए।

अमेरिका के न्यूयॉर्क में थूकने पर 25 डॉलर का टिकट लगता है, जो करीब होता है 1,700 रुपए के आस-पास। सऊदी अरब में जुर्माना है करीब 150 सऊदी रियाद, जो भारत में करीब 2,500 रुपए बैठता है। कनाडा में ये जुर्माना करीब 2,500 रुपए है। सिंगापुर में थूकने पर 1,000 सिंगापुर डॉलर का प्रावधान है, जो करीब बैठता है 46,000 रुपए।

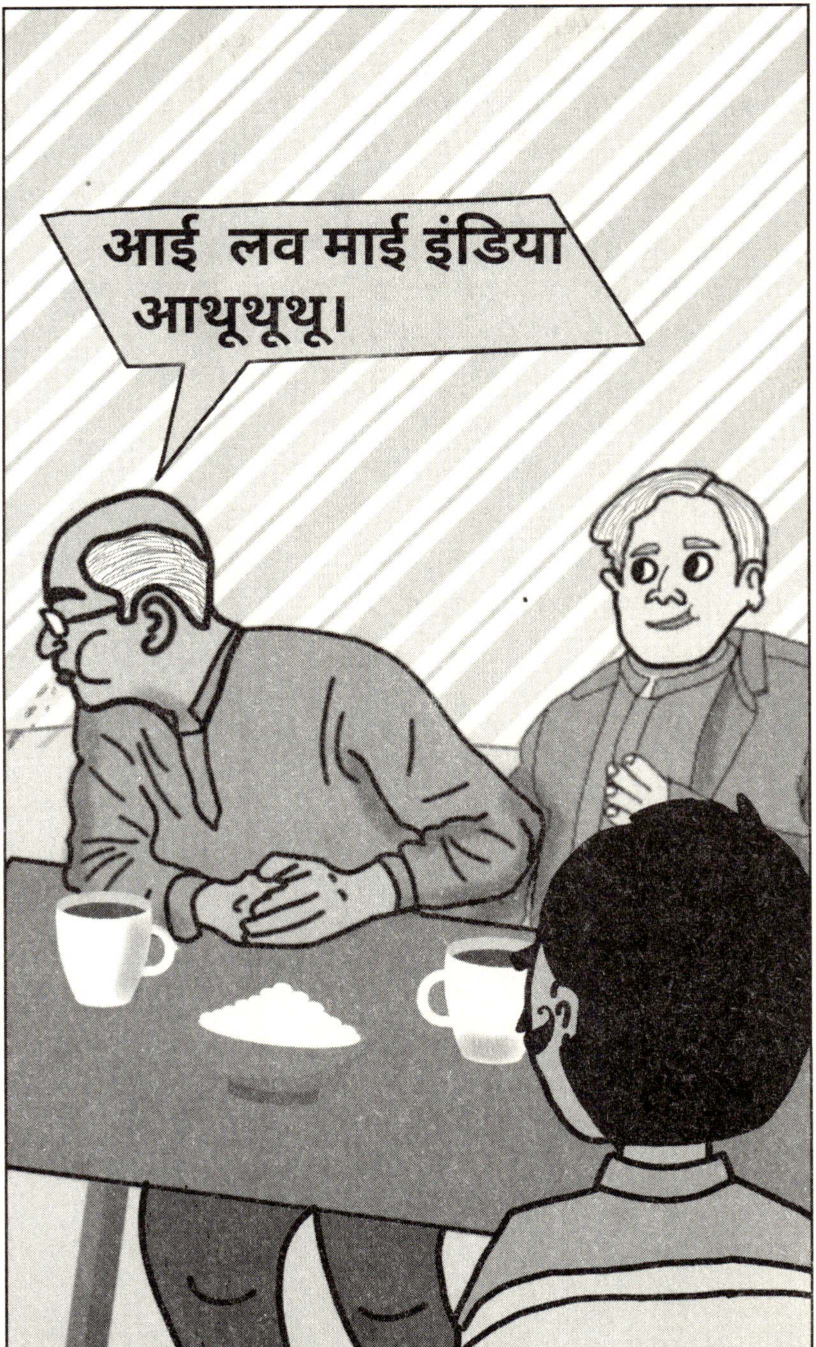
आई लव माई इंडिया आथूथूथू।

भारत में थूकने पर जुर्माना बेहद कम है। 200 से 500 रुपए। उस पर नियमों को तरीके से लागू करने के लिए पर्याप्त इच्छा शक्ति और बल नहीं है। महाराष्ट्र सरकार ने 2015 में एंटी स्पिटिंग लॉ मंजूर किया था, जिसके तहत पहली बार थूकने पर 1,000 रुपए जुर्माना और एक दिन की कम्यूनिटी सर्विस। दो से ज्यादा बार पकड़े जाने पर 5,000 जुर्माना और पाँच दिन की समाज सेवा का प्रावधान है लेकिन बिल अभी विधानसभा में पास नहीं हुआ है।

खुले में थूकने या पीक फेंकने पर जुर्माना इतना कर दिया जाना चाहिए कि लोगों में पकड़े जाने का खौफ पैदा हो, जैसा सिंगापुर या डरहम में हुआ। यह भी तय है कि जिम्मेदारी सिर्फ सरकार की नहीं है। जागरूक लोगों को बाकियों को जागरूक करने की जिम्मेदारी उठानी चाहिए। अगर हम जागरूक नहीं करेंगे तो किसी दिन किसी बीमार आदमी के थूकने से हम टीबी, स्वाइन फ्लू, वायरल जैसी बीमारियों का शिकार हो सकते हैं।

□

पीक प्रतियोगिता

एक वक्त की बात है। उस वक्त तक पान राजा-महाराजाओं और खानदानियों की चीज हुआ करता था। कवि, कविता कहता था तो पान गाल में दबा कर। योद्धा जाता तो पान का बीड़ा उठाकर। लेकिन तब तक पान खाने का सलीका हुआ करता था। पीकदान साथ में रखा जाता था, पर एक अनोखी प्रतियोगिता ने सब बदल दिया।

काफी खोज करने के बाद भी यह पता नहीं लग पाया है कि यह प्रतियोगिता किसने शुरू की। इतिहास के पन्नों में भी ऐसा कोई जिक्र नहीं मिलता, लेकिन यह प्रतियोगिता हुई थी। शहर और जगह भी नामालूम है। जितनी अजीब यह प्रतियोगिता थी, उतने ही अजीब इसके नियम थे। अजीब तब के हिसाब से थे, आज के हिसाब से शायद आपको अजीब न लगें।

काफी खोज के बाद मैंने यह निष्कर्ष निकाला है कि यह अजीब प्रतियोगिता किसी पनवाड़ी ने शुरू की होगी। आजकल इनाम में एक कार निकलने की बात कहकर बड़ी-बड़ी कंपनियाँ अपना सामान बेच डालती हैं। लगता है कि यह उन्होंने उस प्राचीन पनवाड़ी से ही सीखा होगा। भारत की विश्व को दी गई खोजों में इसे शामिल किए जाने की जरूरत है।

क्या हुआ होगा, यह कल्पना का विषय है। कल्पना की इस बारे में कोई रुचि नहीं है। इसलिए कल्पना और रुचि को दूसरा काम देकर मैंने ही इस बारे में शोध किया। शोध के मुताबिक, बड़े पैमाने पर दुकान खोलने के बाद पनवाड़ी ने ऐसी कोई स्कीम निकाली हो। आज के वक्त में तुरंत 'चौरसिया पान भंडार' का नाम याद आ जाता है। इतिहास के पन्नों में इस बात के कोई

साक्ष्य नहीं मिलते कि प्राचीन काल या मध्य काल में पान भंडार पर चौरसिया ब्रांड का कब्जा था। इस बात के साक्ष्य भी नहीं हैं कि चौरसिया पान भंडार नहीं हुआ करता था। इतिहास की व्याख्या हमेशा सुविधा की चीज होती है। मैं अपनी सुविधा के मुताबिक मान लेता हूँ कि चौरसिया पान भंडार ने ही ऐसी प्रतियोगिता शुरू की होगी। यह भी हो सकता है कि प्रतियोगिता किसी पान के पत्तों के किसान या व्यापारी ने शुरू की हो। कुछ ऐसा भी हो सकता है कि पान के पत्ते बंपर हुए हों और किसानों को पत्तों के सही दाम न मिल रहे हों। इसलिए बजाय पत्तों को सड़ाने के उसने पत्ते खपाने के नए तरीके खोजे होंगे। रुचि के मुताबिक इसका नाम रख लेते हैं 'पीक प्रतियोगिता'। देखिए क्या सुंदर 'प' से 'प' मिलाया है, हुआ न अनुप्रास अलंकार ? आप इतिहास पर सवाल कर सकते हैं, लेकिन कृपया अनुप्रास अलंकार पर सवाल मत कीजिएगा। रीतिकालीन कवियों से लेकर आधुनिक न्यूज चैनलों तक अनुप्रास अलंकार सबसे प्रिय है। कभी न्यूज चैनलों की हैडलाइंस पर निगाह मारिएगा, अनुप्रास अलंकार का अनुपम, अलंकृत पाठ पढ़ाया जाता है। मैंने भी दो दशक न्यूज में बिताए हैं, इसलिए अनुप्रास का चस्का और तड़का लगाने में मुझे भी मजा आता है।

दिमाग के सारे घोड़े खोले, तो सब अलग-अलग भाग खड़े हुए। कुछ पहुँच गए जगन्नाथजी, गया और कोलकाता, जहाँ से पान के पत्ते आते हैं और कुछ पहुँच गए वाराणसी, जहाँ पान की सबसे बड़ी मंडी है जहाँ पान के पत्तों को तैयार कर देश भर में भेजा जाता है। अब यहीं कहीं हुई होगी वह प्रतियोगिता। प्रतियोगिता की जगह से ज्यादा दिलचस्प इसके नियम हैं।

नियम यह था कि पान खाओ फ्री में, लेकिन उसका असर जगह-जगह दिखना चाहिए। ये जगह अपने कुरते से लेकर किसी का रूमाल भी हो सकता है और गलियारे से लेकर कोई कोना भी हो सकता है। ठीक वैसे ही, जैसे आजकल टूर पर निकलने से पहले और अंत तक हर जगह की फोटो खींची जाती है और फिर टैग किया जाता है। हनीमून इन मनाली विद अजय, विजय, राज और 36 अदर्स। मतलब, देखो और दिखाओ। कुछ-कुछ कंपनियाँ तो इसी का फायदा उठाती हैं। सामान खरीदो या न खरीदो, बस अपने सोशल

मीडिया पर ट्वीट, लाइक कर प्वॉइंट कमाते रहो। सोचा जाए तो इसकी जड़ें भी इस पीक प्रतियोगिता तक जा रही हैं। कहने का मतलब यह कि हमारा भूतकाल बेहद शानदार रहा है। हम विश्व गुरु ऐसे ही नहीं थे, गुरु!

लेखक को ऐसी संभावना लगती है कि—

"पान खाए सैंया हमारो, मलमल के कुरते पर छींट लाल-लाल" का मूल पाठ ऐसी ही प्रतियोगिता के दौरान लिखा गया होगा।

शर्त अजीब थी, क्योंकि किसी गली-चौराहे को पीक से कोई लाल क्यों करेगा? पर फ्री का आइटम होता ही ऐसा है। उसके बदले कुछ भी करवा लो। एक फ्री की सिम के लिए देश में मोबाइल फोन की ब्रिकी बढ़ गई थी। कितनी कंपनियाँ तो धंधा ही इसी बात का कर रही हैं, एक के साथ चार शर्ट फ्री। पाँच सौ की शर्ट की कीमत ढाई हजार लगाकर एक साथ पाँच शर्ट बेच दी जाती हैं। फ्री का खुमार जब सिर से उतरता है तो ग्राहक को समझ में आता है कि यार, फ्री में लुट गए।

न जाने क्यों वैज्ञानिकों ने इस पर कभी शोध नहीं किया कि 'फ्री' सुनने के बाद दिमाग के कौन से तंतु हिल जाते हैं? आखिर क्यों 'फ्री' के नाम पर निगाहें एक इंच फैल जाती हैं, बटुए खुल जाते हैं? एक-एक पैसे को दाँतों से पकड़ने वाले भी फ्री के नाम पर लाइन में लग जाते हैं?

साबित ये हुआ कि पान के पत्तों की प्रतियोगिता शुरू हुई, जिसमें व्यापारी ने फ्री में पान दिए होंगे। शर्त यह कि लोग जगह-जगह जाकर पीक फेंकेंगे। ये प्रतियोगिता कम-से-कम बीस दिन तो चली होगी। आदत का नियम होता है कि बीस दिन तक एक काम बिना नागा कर लें, तो वह आपका हिस्सा बन जाता है। मतलब, आदत बन जाती है। बीस दिन तक प्रतियोगिता चलाई गई होगी। इस बीच लोगों ने फ्री में पान का मजा लिया और जगह-जगह दीवारों को रँगने का भी। संभावना इस बात की भी है कि शुरू में लोगों ने एक-दूसरे पर भी पीक फेंकी होगी, पर लड़ाई-झगड़े के बाद किसी कोने में पीक फेंकने में ही भलाई समझी गई होगी। संभावना इस बात की भी ज्यादा है कि शरीफों के घर दबंगों से ज्यादा रँगे गए होंगे।

इसके बाद ही पान का धंधा चल निकला और चलते-चलते इतना चल गया कि आज तक चल ही रहा है। चला-चली की इस वेला में पान भंडार या किसान का मकसद पूरा हो गया। उसके पान या पत्ते बिक गए। दुनिया वैसे भी काम निकलने की ही होती है। इनाम किसको मिला, यह कहना मुश्किल है। ऐसा कोई विज्ञान उस समय नहीं था, जो यह बताए कि यह निशान जुम्मन ने मारा और दूसरा वाला तोताराम ने? हो सकता है कि सारे पान बेचने के बाद व्यापारी ने नए नाम से दुकान खोल ली हो, ताकि उसे इनाम न देना पड़े। पीक प्रतियोगिता शुरू कब हुई थी, कहना मुश्किल है पर यह चल आज भी रही है। लोगों को इस बात का पता ही नहीं है कि प्रतियोगिता में किसी को इनाम नहीं मिलने वाला। आज भी लोग पीढ़ी-दर-पीढ़ी पीक प्रतियोगिता के नियमों का पालन करते हुए घर, दीवार, अस्पताल, दुकान, दफ्तर, जो मिले उसे गंदा कर रहे हैं।

पीक प्रतियोगिता चालू है।

थूकने वाले बीमारियाँ बाँटते हैं

पीक प्रतियोगिता में शामिल लोग अपनी धुन में मस्त हैं। ऐसे बहुत से लोग हमारे आस-पास हैं लेकिन ये लोग एक बात नहीं समझते कि उनकी आदत बाकियों के लिए खतरनाक है।

डॉक्टरों के मुताबिक खुले में थूकना, पीक फेंकना दूसरों को बीमारियाँ बाँटने जैसा है। एक नजर डालिए कि बिना रूमाल के खाँसना, छींकना, खुले में थूकना और पीक फेंकना किन बीमारियों की वजह बन सकता है।

टीबी—Tuberculosis—यह जानलेवा बीमारी है। हर साल भारत में 22 लाख लोग टीबी के शिकार हो जाते हैं। करीब 2 लाख बीस हजार लोगों की मौत टीबी से भारत में हो जाती है। वर्ष 2006 से 2014 के बीच टीबी से भारतीय अर्थव्यवस्था का 20 लाख करोड़ का नुकसान हुआ है यानी आठ साल में प्रति व्यक्ति औसतन 16 हजार का नुकसान हुआ।

(SOURCE http://www.tbfacts.org/tb-india/)

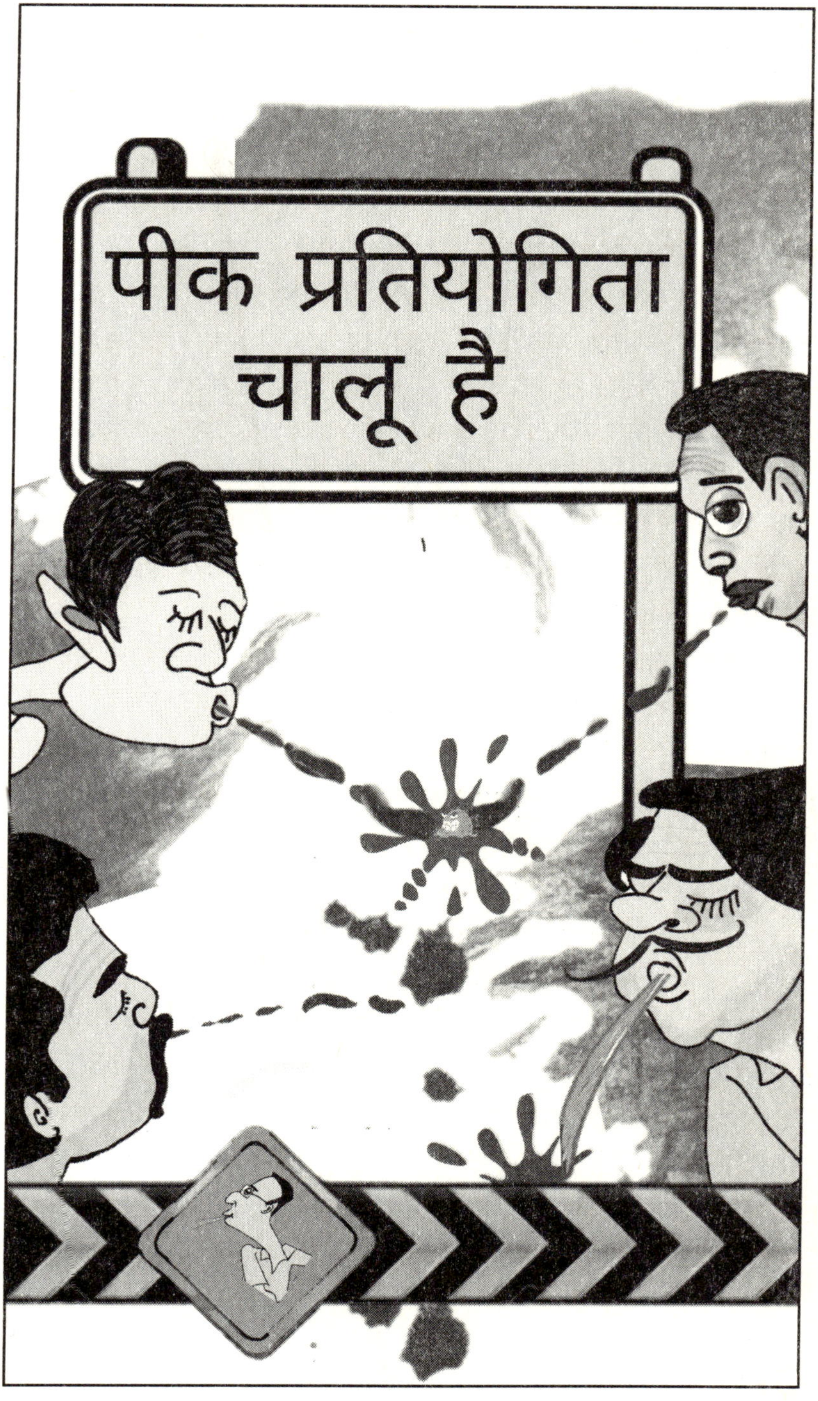
पीक प्रतियोगिता
चालू है

इसी तरह ठंड शुरू होते ही डॉक्टर के पास जब सर्दी लगने की शिकायत लेकर जाते हैं, तो वह भी दरअसल एक तरह का वायरल फीवर ही है जो संक्रामक होने की वजह से तेजी से फैलता है। अकसर परिवार में एक को होने के बाद यह पूरे परिवार को चपेट में ले लेता है। जरा सोचिए, अगर एक शख्स इस चक्र को रोक दे तो न जाने कितनों का भला करेगा?

स्वाइन फ्लू ऐसी बीमारी है, जिसके टेस्ट का रेट कम-से-कम 4,500 रुपए तो होता ही है। यह भी संक्रामक बीमारी है। जरा सोचिए, अगर मरीज शुरुआती सावधानी बरतें तो क्या बाकी लोगों को दवाई का, टेस्ट का खर्च उठाना पड़ेगा?

इसी तरह निमोनिया, ब्रोंकाइटिस, मर्स (Middle East respiratory syndrome coronavirus), सार्स (Severe acute respiratory syndrome) जैसी बीमारियाँ हैं, जिन्हें रोका जा सकता है।

डॉक्टर इन बीमारियों का नाम बताते-बताते थक जाते हैं, लेकिन डॉक्टरों का कहना है कि इन बीमारियों के नाम पता करने से ज्यादा जरूरी है, इनके बचाव पर ध्यान देना, जैसे—

- खाँसते, छींकते समय मुँह पर रूमाल या कपड़ा रखें
- खुले में न थूकें। तेज गरमी न हुई तो वायरस घंटों तक जिंदा रह सकता है
- बीमारी फैलने के दौर में मुँह पर मास्क लगाकर रखने में भी हर्ज नहीं है
- और सबसे जरूरी, हाथों की सफाई पर खास ध्यान दें। हाथ साबुन से धोएँ, खासकर खाना खाने से पहले।

ये छोटी-छोटी साफ आदतें बीमारियों से लड़ने में बड़ी हथियार बन सकती हैं।

□

गंगाराम कुँवारा रह गया

बरात चढ़ आई थी। बरात क्यों चढ़ती है, यह समझना आसान नहीं। कोई विदेशी बरात समझेगा ही नहीं। अंग्रेजी वालों का कहना होगा the Procession came up. दो लोगों या दो परिवारों का रिश्ता जुड़ने में ये प्रोसेशन कैसे और क्यों शामिल हो जाता है, कोई बाहरी समझ ही नहीं सकता। यह हम भारतीयों की ही कला है। बरात शामिल नहीं होती, चढ़ आती है, जैसे कोई सेना दूसरे राज्य पर चढ़ जाती है। इस बात पर बाहरी को तब तक यकीन नहीं होगा, जब तक वह बरात को चढ़ते हुए न देख ले। बराती होने का मतलब ही है—विजेता सेना का हिस्सा होना।

पंडाल के एक किलोमीटर से लेकर खाना खाने तक बरात सही में चढ़ती है। शहरी इलाकों में बरात इसके बाद ऐसे गायब हो जाती है, जैसे किसी जगह सरकार का छापा पड़ने वाला हो। एक-एक कर लोग खिसकने लगते हैं। दो-चार दोस्त और चंद रिश्तेदार ही उस नाजुक वक्त में हौसला बंधाने के लिए जमे रहते हैं। ठीक वैसे ही राहुल की बरात चढ़ आई थी। वैसे 'राहुल' उसका सर्टिफिकेट वाला नाम नहीं था। शाहरुख खान की फिल्में देखते-देखते गंगाराम ने अपने लिए यही नाम चुना था। अब सर्टिफिकेट और कुंडली को छोड़कर बाकी सभी जगह उसे राहुल नाम से जानते थे।

राहुल नहीं···नहीं गंगाराम। अच्छे खासे कद का था, 6 फीट से कोई छह इंच कम रह गया होगा। अगर कसरत कर ली होती, बॉडी में सलमान को टक्कर देता। बस, उम्र के मामले में थोड़ा कन्फ्यूजन था। 38 पार करने के बाद उन्हें नवयुवक कहें, युवा कहें या प्रौढ़ ही मान लें। तमाम दोस्त जब अपने

बच्चों के साथ आते थे, तो गंगाराम की श्रेणी प्रौढ़ की ही लगने लगती थी।

वैसे 38 तक शादी कैसे टल गई, ये किस्से सिर्फ उनके दोस्तों को ही मालूम थे। गंगाराम इन किस्सों के बारे में सोचने के मूड में नहीं था। कुछ घंटों में अकेले रहने का ठप्पा खत्म होनेवाला था। इसी वजह से पूरी बरात लेकर गंगाराम चढ़ आया था। गंगाराम की शादी हो रही थी रामकली से। गंगाराम को अपने नाम की तरह यह नाम बिल्कुल पसंद नहीं था। उसने नाम भी सोच लिया था कि शादी के बाद वह रामकली को आलिया कहेगा। आलिका कली। नहीं···नहीं सिर्फ आलिया ही। वैसे सोचा तो उसने प्रियंका, कैटरीना, दीपिका और करीना के नाम के बारे में भी था। पर आलिया क्यूट होने के पैमाने पर इन सभी से जीत गई और शाहरुख के साथ आलिया ने फिल्म भी तो की है। 'जस्ट जिंदगी' के बाद ही तय हो गया था कि वह शादी करेगा तो आलिया से ही। इसलिए पत्नी का नाम उसने रिश्ता तय होने से पहले ही तय कर लिया था। बरात चढ़ते-चढ़ते भी बोर्ड पढ़ा तो एक बार को मन खट्टा हो गया, 'गंगाराम वेड्स रामकली' पर उसने तय कर लिया कि शादी की एलबम पर 'राहुल वेड्स आलिया' ही लिखवाएगा।

गंगाराम ने जिन-जिन दोस्तों की शादी में नाच किया था, उसने सबको दुहाई देकर बुलाया था। इतनी लंबी उम्र में वो दसियों-बीसियों शादियों में नाच चुका था, इसलिए दोस्त भी बरात में चढ़ आए थे। बरात चढ़ते-चढ़ाते, नाचते-नचाते आखिरकार पंडाल तक पहुँची। दोस्तों ने पंडाल तक लाने की जिम्मेदारी निभा दी थी, अब बाकी काम रिश्तेदारों को करना था। वैसे सालों से गंगाराम हर रिश्तेदार को गालियाँ देता आता था, क्योंकि सब नकारा उसकी शादी कराने में नाकाम थे। पहली बार गंगाराम आज सभी के दिल से पैर पड़ रहा था। सिर्फ छू ही नहीं रहा था, आज तो दबा भी रहा था। बस, चंद घंटे बचे थे, उसकी जिंदगी का सबसे बड़ा सपना पूरा होने में। उसके मन में एक बार फिर रामकली उर्फ आलिया का खयाल आया।

रिश्तेदार न भी समझाते तो गंगाराम को मालूम था कि रामकली जैसी लड़की मिलनी मुश्किल है। पढ़ी-लिखी थी, समझदार थी। घर का काम

जानती थी, तो अंग्रेजी भी पढ़ लेती थी। सात बहनों में पाँचवें नंबर की आलिया उर्फ रामकली काफी समझाइश के बाद अपनी उम्र से काफी बड़े लड़के से शादी करने को तैयार हुई थी। राहुल के फिल्मी शौक से भी उसे कोई दिक्कत नहीं थी। पतली-दुबली सी रामकली, दिल की एकदम साफ थी। घर परिवार में 'दिल की साफ' का मुहावरा अकसर मुँहफट के लिए भी इस्तेमाल किया जाता है कि जो दिल में है वो मुँह पर है। रामकली के पिता की मृत्यु काफी पहले हो चुकी थी। भाई ने जान जलाकर जो बन पड़ा, वो सब कर डाला था।

बरात में आइसक्रीम और कोल्ड ड्रिंक्स रखे जाने को दिल पर पत्थर रखकर हामी भरी थी। चार बहनों की शादी करने के बाद एक सवाल रामकली के भाई के मन में हमेशा था कि शादी में खर्चा करें हम और खाएँ अड़ोसी-पड़ोसी, ऐसा क्यों? लड़के की बरात में तो ऐसे लोग भी कूद पड़ते हैं, जो लड़की की शादी में बुला-बुलाकर भी नहीं आते। इतना ही नहीं, जब पंडाल में घुसते हैं तो रौब ऐसा कि दूल्हे के परिवार के सबसे बड़े जिगरी वही हैं। कोई पूछेगा कि "अरे भैया, ये क्या इंतजाम किया है? नान ठंडे हैं।" दूसरा कहेगा "चावल बासमती इस्तेमाल करने चाहिए थे।" गाँव वाले ताऊजी ने तो हद ही कर दी। तीन सब्जी, तंदूरी रोटी, गुलाब जामुन, आइसक्रीम खाने के बाद बोलते हैं—"खाने को कुछ था ही नहीं, पूरे पंडाल में आलू-पूड़ी खोजते रह गए।" दूल्हे राजा के दोस्त पूछने के लिए कोने में ले गए, "पान-वान नहीं मँगाए हैं? थोड़ा ले ली है, ही ही ही।" पूरी बरात एक-एक चीज चखती है और 90 फीसदी मामलों में रिपोर्ट यही आती है कि मजा नहीं आया।

खैर, बरात चढ़ चुकी थी। अब तो उसके उतरने का सिलसिला चल रहा था। कुछ बस वापसी का टाइम पूछ रहे थे तो कुछ ने तुरंत ही परिवार को चेता दिया था कि कुछ मिनटों में अपनी गाड़ियों में बैठ फुर्र हो लेंगे। दूल्हे राजा अपनी ही धुन में थे। चंद दोस्त आ-आकर बरात की रिपोर्ट दे रहे थे।

"भाईईईई नाइंसाफी हुई है, छोटी वाली ज्यादा अच्छी है।" कुछ तो पूरी बरात की लड़कियों पर नजर बनाए हुए थे। "भाई, नीली वाली को देखना।"

दूल्हे राजा इन तमाम चकल्लसों से ऊपर थे आज। आज उनका फोकस सिर्फ आलिया पर था। आलिया के आने में चंद मिनट ही बाकी थे। कुछ-कुछ हसीन सपने बुनने भी गंगाराम ने शुरू कर दिए थे। हनीमून पर सीधे वैष्णो माता के दरबार में जाएँगे। माताजी से मन्नत माँगी हुई थी। माँ ने सुन ली है। जय हो मैया।

आखिरकार रामकली उर्फ आलिया स्टेज पर आ ही गई। दूल्हे राजा का मन तो कर रहा था नाच पड़ें, लेकिन कुछ-कुछ डर भी लग रहा था। दोनों कुरसी पर आकर विराजमान हो गए। इसके बाद जो फोटो सेशन होता है, वही सबसे पुख्ता सबूत होता है। शादी की एलबम देख-देखकर सालों बाद याद किया जाता है कि ये आया था और हाँ···ये आया ही नहीं, कार्ड देकर आए थे घर पर। रिश्तेदार भी इसी डर से फोटो खिंचवा लेते हैं कि कहीं बाद में कोई ये न कह दे कि ये तो पहुँचे ही नहीं थे। देखा जाए तो जयमाला में इतने लोग नहीं रुकते, जितनी फोटो स्टेज पर खींची जाती हैं। फोटो सेशन के बाद जयमाला होनी थी, हुई। गंगाराम ने उचक-उचक कर खूब हँसी-ठिठोली की।

कुछ देर में फेरों की रस्म होनी थी। तैयारी चल रही थी। इस बीच में रामकली के पास गंगाराम की चचेरी बहन, मन्नो आकर बैठ गई। गंगाराम के खानदान में यह अकेली बहन थी। रामकली ने भाभी को गले लगाते हुए कहा कि चलो, मेरी बहन आ गई। रामकली मुसकरा दी। मन्नो ने कहा कि भाभी आप अंग्रेजी में मदद कर दोगी न? रामकली ने 'हाँ' में सिर हिला दिया। मन्नो ने फिर कहा कि भाभी आप मेरे साथ घूमने चलोगी न? रामकली ने फिर 'हाँ' में सिर हिला दिया। मन्नो पूरे दिन का प्लान बनाने में जुट गई थी। सुबह उठने के साथ ब्रश और दिशा-मैदान। उसने यह भी पूछ डाला कि सुबह-सुबह मेरे साथ दिशा-मैदान चलोगी न? रामकली ने उसकी तरफ घूर कर देखा। मन्नो को भी लगा, यह सवाल उसे पूछना नहीं चाहिए था।

खैर, पंडित ने फेरों के लिए दूल्हा-दुल्हन को आगे आने को कहा। रामकली वेदी के पास आकर बैठ गई। पंडित ने फेरे शुरू करने के लिए दोनों को उठने के लिए कहा। गंगाराम ने एक सेकंड नहीं लगाया। उसकी

मुराद पूरी होने में बस सात फेरों की दूरी थी। उसने रामकली की तरफ देखा। रामकली नहीं उठी। पंडितजी ने फिर बोला, रामकली नहीं उठी। रिश्तेदारों में से आवाजें आने लगीं—उठ जा रामकली। रामकली नहीं उठी। गंगाराम परेशान-हैरान देख रहा था। न जाने कौन सा विघ्न आ गया? उसने रामकली से कहा—उठ जाओ आलिया…रामकली। रामकली ने उस की तरफ घूर कर देखा और कहा, "किस मुँह से मुझे लेने आए हो? घर में शौचालय तक तो है नहीं। जाओ पहले, शौचालय बनवाओ, तब लूँगी फेरे।"

गंगाराम के पैरों के नीचे से जमीन खिसक गई। मन्नो ने उसका काम बिगाड़ दिया था।

सन्नाटा छा गया। ऐसे में किसी के फोन की रिंगटोन जोर से सभी को सुनाई दी… "गंगाराम कुँवारा रह गया।"

जरूरी हैं शौचालय

रामकली का किरदार असल कहानी से प्रेरित है। ऐसे एक नहीं, दर्जनों किस्से सामने आए हैं, जब दुल्हन ने बरात लौटा दी हो या ससुराल पहुँचकर जब देखा कि शौचालय नहीं है तो उल्टे पाँव मायके लौट गई। इस तरह की घटनाओं को अब समाज में इज्जत की नजर से देखा जाना शुरू हो गया है।

प्रधानमंत्री बनने से पहले ही श्री नरेंद्र मोदी ने ऐलान किया था कि पहले शौचालय फिर देवालय। सत्ता में आते ही उन्होंने इस नारे को तत्परता से लागू करना शुरू कर दिया। जनवरी 2018 की शुरुआत तक देश में 300 जिले और तीन लाख गाँव शौचालय युक्त हो गए। 2 अक्तूबर, 2014 से जनवरी 2018 तक 5.94 करोड़ शौचालय बने हैं।

खुले में शौच करने से दो सीधी समस्याएँ जुड़ी हैं—एक है, सेहत की और दूसरी, सुरक्षा की।

पहले बात सेहत की। वर्ष 2015 में यूनिसेफ की रिपोर्ट आई थी, जिसमें दो चीजों में भारत के दुनिया में नंबर एक होने का जिक्र था। पहला, भारत

में सबसे ज्यादा खुले में शौच की प्रथा का और पाँच साल से नीचे बच्चों में डायरिया से होनी वाली मौतों का। रिपोर्ट में दोनों को जोड़ा गया था। इसी रिपोर्ट में जिक्र है कि—

एक ग्राम मल में दस करोड़ वायरस होते हैं और दस लाख बैक्टीरिया होते हैं।

ऐसे में मक्खियाँ, गंदे हाथ या पैरों में लगकर घर पहुँचे बैक्टीरिया और वायरस अकसर बीमारियों की वजह बन जाते हैं।

वहीं खुले में मल करना भी महिलाओं की सेहत से जुड़ा मसला है। अकसर उन्हें कई इन्फेक्शन पकड़ लेते हैं।

दूसरा, बड़ा मुद्दा है—सुरक्षा का। नेशनल फैमिली हैल्थ सर्वे के आँकड़ों के आधार पर एक रिसर्चर ने अनुमान लगाया कि बाहर शौच जानेवाली महिलाओं के साथ बलात्कार का आँकड़ा दोगुना होता है। देश भर से आनेवाली खबरें भी इसी तरफ इशारा करती हैं। मुँह अँधेरे शौच के लिए बाहर जानेवाली महिलाओं के साथ कभी बलात्कार की खबर आती है तो कभी तेंदुए के हमले की।

देश स्वच्छता के पैमाने पर आगे बढ़ रहा है, शौचालय निर्माण भी हो रहे हैं, पर यह भी सच है कि गाँवों से लेकर कस्बों तक में कई लोग इसे ही सुविधाजनक तरीका मानते हैं। वहीं कई गरीब बस्तियों में तो अब भी खुले में जाना मजबूरी बना हुआ है। अब भी कई ऐसे हैं, जो नई आदत को अपना नहीं पाए हैं। उनसे यही कहना है, तब पछताए होत क्या जब चिड़िया चुग गई खेत। बीमारी फैलने से पहले ही कीजिए शौचालय और बीमारी का दरवाजा बंद।

□

जैकी अंकल की पूँछ कब सीधी होगी

सर्दियों की सुबह में जैकी अंकल रजाई में बैठे घड़ी देख रहे थे। घड़ी की टिक-टिक में रजाई के बाहर के पारे का अंदाजा लगाने की कोशिश की जा रही थी। रजाई की गरमी बार-बार और पाँच मिनट के लिए बुला रही थी। रजाई की गरमी और रोज की ड्यूटी के बीच में से जैकी अंकल को एक विकल्प को चुनना था। उन्होंने वही चुना, जिसे वह सालों से चुनते आ रहे थे। चुनना उनकी मजबूरी भी थी, ठीक उस तरह, जैसे उनका नाम उनकी मजबूरी बन गया था।

जैकी अंकल जब पैदा हुए तो माँ-बाप ने यह नाम नहीं रखा था। यह नाम तो उन्होंने अपने अमेरिकन एस्कीमो डॉग को दिया था। उन्होंने सफेद रंग के झबरे 'जैकी' को यह नाम दिया तो मोहल्ले के बच्चों ने उन्हें ही 'जैकी वाले अंकल' बुलाना शुरू कर दिया। जैसे विकास के क्रम में इनसान की पूँछ गायब हुई, वैसे ही जैकी वाले अंकल में से 'वाले' गायब हो गया। अब वह मोहल्ले भर के लिए जैकी अंकल ही थे। 'जैकी और अंकल' सुबह शाम टहलने निकलते थे। जैकी आगे और अंकल पीछे। लोग मजे-मजे में सवाल पूछ लेते थे कि जैकी को अंकल घुमाते हैं या अंकल को जैकी घुमाने लाता है?

जरा सी बात चले तो जैकी अंकल शान से ब्रीड बताते थे—अमेरिकन एस्कीमो डॉग। साथ ही, यह बताना नहीं भूलते थे कि यह दरअसल जर्मनी की ब्रीड है, जिसका नाम अमेरिका वालों ने बदल दिया। कुत्तों से जुड़े ज्ञान के कई किस्से उनके पिटारे में हरदम होते थे। आस-पास की सोसाइटी में अमेरिकन और जर्मन टच उन्हें इंटरनेशनल फील देता था। कुत्ते के पट्टे पर

भी अमेरिकन निशान लगा हुआ था।

वैसे 'डॉगी लोग' के लिए जैकी का प्रचलन जैकी श्रॉफ से शुरू हुआ या जैकी चैन से, यह कहना मुश्किल है। वैसे जैकी दिखने में खूबसूरत है। सफेद रंग के बड़े-बड़े बाल, मुँह खुलता है तो लगता कि हँस रहा है। फिलहाल वो हँस नहीं रहा था। वो बड़ी जोर से कूँ-कूँ की आवाज निकाल रहा था और बार-बार जैकी अंकल के पास आकर चलने की गुहार लगा रहा था। अंकल ने जैकी के लिए रजाई का मोह त्यागा और चप्पल डालकर निकल पड़े।

जैकी के गले में पड़े पट्टे को सिल्वर रंग की चेन से बाँधा और तेज कदम लेते निकल लिए। वैसे तेज कदम इसलिए जरूरी थे, क्योंकि जैकी तेज रफ्तार में था। तेजी से जमीन को सूँघता हुआ वह आगे बढ़ रहा था। उसने एक जगह गोल-गोल घूमना शुरू किया तो तुरंत ही अंकल ने चेन खींची और आगे बढ़ गए। यह जगह तो घर के पास थी। घर के पास गंदगी उन्हें पसंद नहीं थी। यह बात जैकी और जैकी अंकल, दोनों को मालूम थी कि ये नेचर कॉल का वक्त है और जैकी अब निफराम होकर ही मानेगा।

अंकल ने तेजी से कदम बढ़ाए और घर से कुछ दूरी पर बने सेंट्रल पार्क की तरफ बढ़ चले। बाहर सूरज की हल्की-सी रोशनी थी। ज्यादा चहल-पहल नहीं थी। कबूतरों ने पार्क पर कब्जा किया हुआ था। उन्होंने चेन खोल दी और दूसरी तरफ देखने लगे। चेन खुलते ही जैकी सब भूल गया। कबूतरों के पीछे दौड़ना उसका फेवरेट था। उसने सूँघते हुए चार कदम चलने का बहाना किया, लेकिन फिर कबूतरों की तरफ दौड़ गया। अंकल को सर्दी कुछ सता रही थी। उन्होंने जोर से आवाज लगाई, लेकिन जैकी कबूतरों को पकड़ने की नाकाम कोशिश कर रहा था। कुछ देर बाद अंकल को समझ आ गया कि जैकी की दाल यहाँ गलने वाली नहीं है। जैकी को लेकर वह पार्क से निकले और मोहल्ले के बाहर निकल पड़े।

वैसे, अंकल को मोहल्ले में जैकी को पिछली गली में घुमाना पसंद था। वहाँ कारों के पीछे सुनसान जगह भी थी, पर एक बार गली वालों की निगाह पड़ गई तो खूब खरी-खोटी सुनने के बाद उन्होंने उस गली से तौबा

कर ली। उसके बाद से मुँह अँधेरे सेंट्रल पार्क या मोहल्ले के बाहर जाना ही पसंद आने लगा।

मोहल्ले के बाहर झुग्गी-कॉलोनी थी। जैकी को पार्क के बाद सबसे ज्यादा वही जगह पसंद थी। जैकी ने सूँघना शुरू किया। मनपसंद जगह मिलते ही जैकी तुरंत से निफराम हुआ और दोनों घर की तरफ लौटने लगे। रास्ते में झुग्गी-कॉलोनी का एक बच्चा सड़क किनारे फुटपाथ पर शौच के लिए बैठा था। तुरंत ही जैकी अंकल का हाथ नाक पर गया और बोले, "लोगों के पास दिमाग नाम की कोई चीज नहीं है। यही जगह मिलती है हगने के लिए? देश में गंद मचा रखा है।" जैकी पूँछ हिला रहा था और जैकी अंकल नाक चढ़ाते हुए घर लौट रहे थे।

कुत्ता पालिए बीमारियाँ नहीं

प्यार से जैकी कहिए, टाइगर कहिए, फाइटर कह दीजिए। प्यार से चाहे जो नाम दीजिए, पर इतना समझ लीजिए अगर कोई कुत्ता घर में पालता है तो उस कुत्ते की जिम्मेदारी उसी की है। सेहत की भी और सफाई की भी। कुछ तथ्य देखिए—

कुत्ते का मल अच्छा खाद नहीं बन सकता क्योंकि इसमें हाई न्यूट्रीयंट होते हैं, जो घास या लॉन को बिगाड़ देते हैं।

कुत्ते की पॉटी में परजीवी होते हैं, जैसे हुकवॉर्म (hookworms), रिंगवॉर्म (ringworms), टेपवॉर्म (tapeworms) और साल्मोनेला। संक्रमित कुत्ते का मल कुछ दिन में गायब हो जाएगा, पर ये परजीवी और उनके अंडे महीनों बाद भी इनसान या दूसरे जानवर के बदन में पहुँचकर बीमार कर सकते हैं।

पालतू जानवरों के मल में इ-कोली (E. Coli) जैसा खतरनाक बैक्टीरिया होता है जो किडनी की बीमारियाँ, आँतों की बीमारियाँ या डायरिया तक दे सकता है। एक ग्राम मल में 230 लाख फीकल कॉलोफॉर्म हो सकते हैं। कुत्तों के मल में राउंडवॉर्म लार्वा भी पाए जाते हैं, जो इनसानों को अंधा

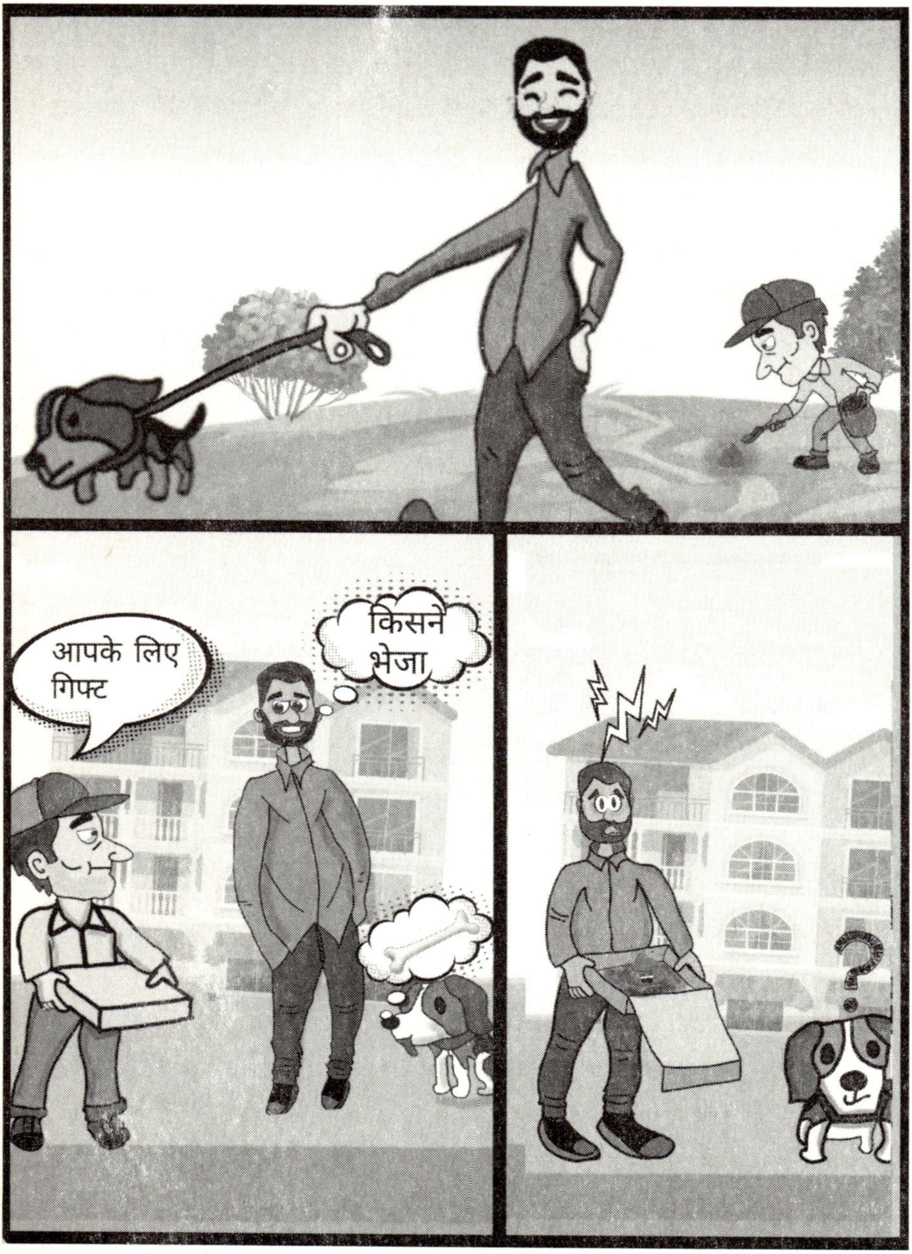
आपके लिए
गिफ्ट
किसने
भेजा

तक बना सकते हैं। यही मल घूम-फिर कर नदियों में पहुँचकर उन्हें प्रदूषित करता है।

यही वजह है कि अमेरिका में कई जगहों पर कुत्ते, बिल्ली या पालतू जानवर के मल को सरकारी जमीन पर ही नहीं, अपने घर के लॉन में भी पड़े रहने देना अपराध की श्रेणी में आता है। कैरोलीना के कानून के मुताबिक, इसके लिए 1,092 डॉलर का जुर्माना हो सकता है, यह बैठता है करीब 70,000 रुपए। वॉशिंग्टन डीसी के कैपिटोल हिल में तो यह जुर्माना 2,000 डॉलर तक हो सकता है।

ब्रिटेन तो इससे एक कदम और आगे है। यहाँ अगर कुत्ते का मालिक कुत्ते को टहलाने लेकर जाता है तो साथ में उसे मल उठाने के लिए बैग लेकर चलना ही होगा। अगर हाथ में बैग नहीं है तो पुलिस के पास अधिकार है तुरंत 100 पॉण्ड का फाइन लगाने का, 80 रुपए प्रति पॉण्ड के मुताबिक यह हुआ करीब 8,000 रुपए। मामला बढ़ा तो 80,000 रुपए तक का जुर्माना लग सकता है। अमेरिकी राष्ट्रपति रहे बराक ओबामा स्वीकार कर चुके हैं कि वह राष्ट्रपति रहते अपने कुत्ते 'बो' के मल को साफ किया करते थे। बराक ओबामा का बयान है—

"जब हम बाहर जाते हैं और टहल रहे होते हैं तो मैं कुत्ते के मल को उठाता हूँ। पीछे जगमगाता हुआ व्हाइट हाउस है, ये शानदार लम्हा होता है।"

("We go out and we're walking and I'm picking up poop, and in the background is the beautifully lit White House," the president said. "It's quite a moment.")

अमेरिकी राष्ट्रपति जिस काम को करने में शर्म नहीं महसूस करते, उस पर हम भारतीय शरमाते हैं। कई इसे अपनी जिम्मेदारी नहीं मानते तो कुछ सामाजिक शर्मिंदगी की वजह से ऐसा नहीं करते जबकि कुत्ते को टहलाने के साथ उसका मल उठाना भी मालिक की व्यक्तिगत जिम्मेदारी है।

चार-पाँच आसान से तरीकों से आप अपनी इस जिम्मेदारी को आसानी से उठा सकते हैं।

इंडोर पॉली ट्रेनर ट्रे

आजकल यह नया तरीका चला है, जिसमें कुत्ते को घर के अंदर ही पॉटी ट्रेनिंग दे सकते हैं। अलग-अलग किस्म की कुछ ट्रे आती हैं जिस पर घास का फील दिया होता है, ताकि कुत्ते को मैदान जैसा ही फील हो। कुछ वॉशेबल होती हैं तो कुछ दिन इस्तेमाल करके फेंकने वाली। इन ट्रे पर कुत्ते कुछ दिन में निफराम होने की आदत डाल लेता है तो पॉटी के लिए बाहर टहलाना बंद हो जाता है। तब टहलना सिर्फ कुत्ते के स्वास्थ्य के लिए होता है। बनी-बनाई ट्रे की बजाय आप खुद ऐसी ट्रे बनाकर सफाई के अभियान में मदद दे सकते हैं।

पेट पॉप स्कूपर

इसे यंत्र ही कहिए जिसमें आप बिना हाथ गंदा किए कुत्ते के मल को जमीन से उठा सकते हैं। बाजार में यहाँ तक कि ऑनलाइन भी कुछ सौ रुपए में ये आसानी से मिल जाएँगे।

रबड़ बॉथ ग्लब्स

रबड़ के दस्तानों के जरिये आप कुत्ते के मल को उठाकर बैग में डाल सकते हैं। देखने में ये अजीब जरूर लगेगा, लेकिन इससे आपका और समाज का स्वास्थ्य ठीक रहेगा।

बायोग्रेडेबल बैग

यह भी ध्यान रखिए कि जिस बैग में कुत्ते या पालतू जानवर के मल को उठाया जाना है, वह बायोग्रेडेबल जरूर हो। कुत्ते के मल का सही निपटारा जरूरी है।

पालतू जानवर प्यारे होते हैं, इन्हें बीमारियों की वजह मत बनाइए

स्रोत:http://www.nbcmiami.com/news/weird/Everybody-Poops-White-House-Denies-Bos-Mile-

High-Mistake.html

http://www.dailymail.co.uk/news/article-3035127/100-spot-fines-dog-walkers-don-t-poop-scoop-bags-public-outrage-waste-grows.html

□

प्यारेलालजी का इंडिया टूर

प्यारेलालजी को जिंदगी में दो ही चीजों का शौक था। एक, खाने का और दूसरा, घुमाने का। तीखे गोलगप्पों से लेकर मीठी रसमलाई तक कुछ भी उन्हें ललचाने के लिए काफी थी। गुजरात का थेपला हो या बिहार का लिट्टी चोखा, आँखों ने देखा नहीं कि उनकी जुबान माँग करने लगती थी। आस-पास के पाँच किलोमीटर तक के सारे रेस्टोरेंट छोड़िए, ठेलेवालों के नाम और नंबर तक स्वाद के ऐसे शौकीन की जुबान ने याद कर रखे थे।

दूसरा शौक पाँच किलोमीटर के दायरे से कहीं बड़ा था। यह शौक था—घुमाने का। कोई गाइड नहीं थे प्यारेलालजी, पर टूर अरेंज कर दूर-दूर घूमने-घुमाने का उन्हें बड़ा शौक था। टूर पर निकलते वक्त वह बस के केबिन में ही बैठना पसंद करते थे। पूरे ग्रुप का बीड़ा वह ऐसे उठाते थे जैसे अपने बेटे की बरात लेकर निकले हों।

घुमंतू प्राणी होने के बाद भी उन्होंने अच्छी-खासी तोंद पाल रखी थी। इतना होने के बाद भी अपनी तोंद पर प्यारेलालजी ने कभी गर्व नहीं किया। अगर कोई तोंद का जिक्र भी कर दे तो 'हें-हें' कहकर बात टाल दिया करते थे।

वैसे हें...हें वह हर उस गलती पर करते थे, जो पकड़ी जाती थी। जैसे, एक बार ट्रेन में बिना टिकट पकड़े गए, तुरंत हें...हें करते हुए टीटी को साइड में लेकर मामला सुलटाने की कोशिश की। टीटी ईमानदार निकला। ग्वालियर स्टेशन पर उतार दिया। मौका नहीं चूके प्यारेलालजी, ग्वालियर शहर भी घूम आए।

इस बार उन्होंने बड़ा टूर बनाया। टारगेट था—हिमाचल में रोहतांग दर्रे पर बैठकर मोमोज खाने से लेकर मुंबई की चौपाटी में पानीपूड़ी खाने तक। बीच में दो-चार शहरों की डिश चखने का भी इरादा था। उन्होंने अपने दोस्तों को बताया, पर इतने लंबे टूर को कोई तैयार नहीं हुआ। रिश्तेदारी में पूछा, सोसाइटी वालों को पूछा, यहाँ तक कि पिछले टूर में गए लोगों से भी पूछा, पर कोई जाने को तैयार नहीं हुआ। टूर ऑपरेटरों ने एक जुगाड़ बैठाया। उन्होंने प्यारेलाल के टूर का पैकेज बनाकर नेट पर डाला तो दो विदेशी सैलानी तैयार हुए, जिसमें से एक जापानी टूरिस्ट था, दूसरा फ्रांस से।

दिलचस्प यह था कि तीनों को एक-दूसरे की भाषा समझ नहीं आती थी। मुसकान और जिंदादिली की यही खासियत होती है, उसे जुबान नहीं चाहिए होती। "ओहायो"...जापानी टूरिस्ट ने झुक कर कहा। हरूकी बेहद सभ्य और खुशमिजाज शख्स थे। हल्की सी मुसकान हमेशा मुँह पर, सिर पर राउंड कैप। नाटे कद के गोल-मोल चेहरे और छोटी आँखों वाले हरूकी हमेशा भारत घूमना चाहते थे। बुद्ध की धरती हमेशा सिर आँखों पर थी। भारत के लंबे टूर पर आए थे। बुद्ध से जुड़ी जगहों पर जाना उनके कार्यक्रम में था, पर पहले वह भारत की सारी मुख्य जगह देखना चाहते थे।

जापानी में ओहायो का मतलब होता है—गुडमॉर्निंग। प्यारेलालजी को समझ नहीं आया, पर उन्होंने भी दोनों हाथ जोड़कर हरूकी और फ्रांसिसी बेंजमिन को कहा—"नमस्ते"। बेंजमिन ने भी कहा 'बूजू'। बेंजमिन तीनों में जरा भारी थे। छह फीट दो इंच, चेहरे पर ब्राउन कलर की मूँछ और दाढ़ी। उन्हें भारत की विविधता में एकता हमेशा खींचती थी। इस बार पूरे भारत को देखने-समझने के लिए वह लंबी छुट्टी पर आए थे। प्यारेलाल का टूर पैकेज उन्हें आम टूर पैकेज से बेहतर लगा और मजेदार भी। सर्दी से लेकर गरमी तक और पहाड़ से लेकर समुद्र तक इस पैकेज में मिल रहा था। तीनों ने सफेद रंग की इनोवा गाड़ी में सफर शुरू किया। पहला हिस्सा था, हिमाचल में बर्फीली वादियों का टूर। दिल्ली से टूर शुरू हुआ मनाली के लिए। प्यारेलालजी ने आगे की सीट पकड़ ली और चल पड़े लंबे सफर

पर। रास्ते भर में सबसे ज्यादा आवाज प्यारेलालजी की आ रही थी, कभी ड्राइवर से बात करते हुए तो कभी दोनों सैलानियों को अपने किस्से बताते हुए। बेंजमिन और हरूकी एक बार सिर उठाकर देखते और फिर अपनी किताबों में वापस घुस जाते।

मनाली में रात को रुकने के बाद सुबह 6 बजे रोहतांग दर्रे के लिए लोकल गाड़ी में तीनों निकल पड़े। रास्ते में खूब रंग बिखरे पड़े थे। कुदरत का हरा रंग था तो सड़क किनारे लगी दुकानों में रंग-बिरंगी ड्रेस और चिप्स के पैकेटों ने रंग बिखेर दिए थे। प्यारेलालजी ने धड़ल्ले से चिप्स के पैकेट खरीदे, हालाँकि बाकी दोनों ने बाहर की चीजों से परहेज किया। कुछ घंटों के सफर के बाद दुनिया दो रंगों में बँट गई थी। पहला था—बर्फ का सफेद रंग और दूसरा, आसमान का नीला।

प्यारेलालजी को तो जैसे जन्नत मिल गई। हरूकी और बेंजमिन, दोनों ही अपने कैमरों से रोहतांग की खूबसूरती को कैद करना चाहते थे। दूर-दूर तक बर्फ ही बर्फ। तीनों के बीच केमिस्ट्री तब जमी, जब प्यारेलालजी ने स्कीइंग की कोशिश की। 15 मिनट की कोशिश में वह 30 बार गिरे। हर बार गिरते ही हरूकी और बेंजमिन की हँसी छूट जाती। लग रहा था कि दोनों चार्ली चैपलिन की कॉमेडी फिल्म देख रहे थे। कमर में दर्द बढ़ने पर उन्होंने स्किइंग को छोड़ दिया। प्यारेलालजी के चेहरे पर बच्चों की-सी उत्सुकता और मासूमियत थी। वह बर्फ पर दौड़ रहे थे, फिसल रहे थे, स्नोमैन बना रहे थे। हरूकी और बेंजमिन सिर्फ मजा ले रहे थे। प्यारेलालजी को भूख लग आई थी। उन्होंने अपने मोमोज की तलाश शुरू की, पर रोहतांग दर्रे पर उन्हें कहाँ मोमोज मिलने वाले थे? रोहतांग में उन्होंने अपने और बाकी दोनों के लिए चाय ली। साथ लाए चिप्स के पैकेज निकाल लिए। रोहतांग की खूबसूरत सफेदी और शांति में यह वाकई लाजवाब लम्हा था। प्यारेलालजी अपने साथ सिर्फ यह लम्हा ले जाने को तैयार थे, चिप्स के पैकेट चाय के कप नहीं। उन्होंने वहीं छोड़ा और गाड़ी की तरफ चल दिए।

ट्यू एस कॉन (Tu es con) बेंजमिन ने बोला और हरूकी ने कहा

बकाबकाश्तां (Bakabakashii)। प्यारेलालजी ने कहा—थैंक्यू, सच में बहुत मजा आया। तीनों गाड़ी पर बैठकर लौट पड़े। मनाली के बाद गाड़ी घूमती-घामती पहुँची आगरा। अगर विदेशी सैलानी भारत आता है, तो ताजमहल देखे बिना नहीं लौट सकता। दुनिया के नए सात अजूबों में शामिल ताजमहल की सफेदी और उसकी कहानी सैलानियों को खींचने की ताकत रखती है। आगरा में घुसते ही सबसे पहले प्यारेलालजी ने पंछी के पेठों का पैकेट खरीदा और अपने दोस्तों को चखाया। वैसे आगरा में पंछी के पेठों के इतने स्टोर हैं, जितने दिल्ली में अग्रवाल स्वीट्स या गढ़वाल पनीर भंडार या चौरसिया पान भंडार। इतने स्टोर्स देखकर लगता है कि पेठों का नाम बदलकर ही पंछी क्यों न रख दिया जाए। इसी तरह गढ़वाल में पनीर का चलन ज्यादा नहीं है, फिर भी गढ़वाल पनीर भंडार कैसे प्रचलित हो गया, यह जाँच का विषय हो सकता है। खैर, गाड़ी ताजमहल के करीब पहुँच चुकी थी। एक पान की दुकान देखते ही प्यारेलालजी को एक पान की हुड़क हो आई। उन्होंने तंबाकू वाला पान मुँह में दबाया और अपने दोस्तों को ताजमहल की खासियत बताते हुए निकल पड़े। ताजमहल पहुँचते ही हरूकी और बेंजमिन ने ऑडियो गाइड के लिए पॉड लिये और उसी पर आ रही जानकारी को सुनते आगे निकल पड़े। टूरिस्ट के लिए अलग लाइन होने के बाद भी बेंजमिन और हरूकी प्यारेलाल के साथ ताजमहल का चक्कर लगाने लगे।

ताजमहल की नक्काशी को तीनों ने हाथ लगाकर महसूस किया। धड़ाधड़ फोटो भी खिंचवाई गई। ताजमहल की खूबसूरती तीनों को हैरान कर रही थी। हरूकी कुछ देर शांत रहे और फिर ताजमहल की खूबसूरती में थोड़ा झुककर जापानी तरीके से सम्मान जताया। बेंजमिन ने देखा तो बोले vooz eht bell यानी आप बहुत खूबसूरत हैं। प्यारेलालजी को भी लगा, उन्हें भी कुछ बोलना चाहिए, वह उठे और बोलने से पहले ताजमहल के पास की जालियों में पान की पीक को पिच्च से खाली किया और कहा, "बेशक,ताज दुनिया में बेस्ट है।"

'ट्यू एस कॉन' बेंजमिन ने बोला और हरूकी ने कहा 'बकाबकाश्तां'। प्यारेलालजी अपनी शायरी पर खुश होते हुए आगे बढ़ लिए।

अब अगला सफर था—मुंबई की चौपाटी। आगरा से ट्रेन पकड़कर तीनों मुंबई पहुँचे। शाम का वक्त था, गिरगाँव चौपाटी पर मजमा लगा हुआ था। दुकानों पर भारी भीड़ थी। सबसे पहले जाते ही प्यारेलालजी ने पानीपूड़ी बनवाई। मुंबई की पानीपूड़ी और दिल्ली के गोलगप्पे शक्ल में एक जैसे लगते हैं पर दोनों में जमीन-आसमान का अंतर है। दोनों के परोसने के तरीके से लेकर स्वाद तक अलग-अलग हैं। मुंबई की पानीपूड़ी में पानी कम और आलू, सोंठ और भेल ज्यादा होती है।''' वहीं दिल्ली के गोलगप्पे काफी तीखे होते हैं, ठीक उस तरह जैसे जापानी हरूकी और अपने प्यारेलाल एक दुनिया के होते हुए भी अलग-अलग प्रजातियों के लोग लग रहे थे। हरूकी बिल्कुल संयम की प्रतिमूर्ति बने हुए थे। बाहर के खाने को बिल्कुल ही 'न' कह रखा था, पर प्यारेलाल की जिद के आगे कुछ-कुछ चख रहे थे। हालाँकि बेंजमिन जरूर तीखे खाने का मजा ले रहे थे। प्यारेलालजी मेहमान नवाजी के अलावा पेट पूजा भी जमकर कर रहे थे। प्यारेलालजी ने चंद मिनटों में मस्के से भरपूर पाव भाजी और गरमागरम बड़ा पाव भी गटक लिया। अब वह एक हाथ में मिनरल वॉटर और दूसरे हाथ में चना जोर गरम लेकर आगे बढ़ रहे थे। शाम का वक्त था, सूरज डूब रहा था। समुद्र की लहरों के शोर के आगे बाकी सब कुछ फीका था। सूरज की लालिमा समुद्र की लहरों पर पड़ रही थी। प्यारेलालजी ने मिनरल वॉटर की बोतल और चना जोर गरम को खत्म किया और दोनों को समुद्र की तरफ उछाल दिया। फिर जूते हाथ में लेकर रेत पर चलने का मजा लेने लगे।

उनका जीवन सफल हो गया था। उन्होंने सपना पूरा कर दिया था। उन्हें मालूम था कि बेंजमिन ने बोला होगा 'ट्यू एस कॉन' और हरूकी ने 'बकाबकाश्तां'। रास्ते में ये शब्द इतनी बार सुन चुके थे कि उन्हें ये याद हो गए थे। मुंबई से तीनों के रास्ते अलग होने थे। बेंजमिन गोवा जा रहे थे तो हरूकी को सारनाथ का रुख करना था। अपने प्यारेलालजी वापस दिल्ली लौट रहे थे।

दिल्ली आते ही उन्होंने अपने किस्से अपने रिश्तेदारों को, पड़ोसियों को, सोसाइटी वालों को और उन सब को बताए, जो कभी उनके साथ टूर पर गए थे। हर बार यह बताना नहीं भूले कि जापानी हरूकी के लिए वो बकाबकाश्तां हैं तो फ्रांसिसी बेंजमिन के लिए ट्यू एस कॉन। वह इन शब्दों को फ्रेम कर लगाना भी चाहते थे कि तभी किसी ने इंटरनेट से चैक कर बताया कि दोनों का मतलब एक ही है—ईडियट, बेवकूफ, मूर्ख, कूड़ा फैलाने वाला बेवकूफ। भारत को गंदा करनेवाला मूर्ख।

अब प्यारेलालजी टूर की बात करते ही हें हें हें हें करते पाए जाते हैं।

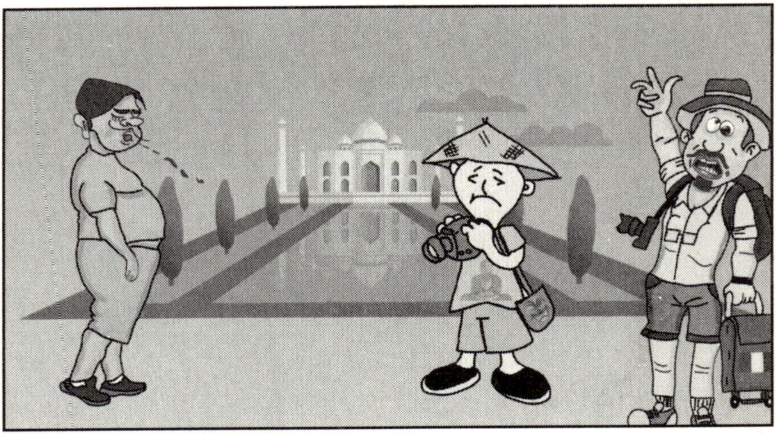

प्यार फैलाइए, कूड़ा नहीं

हमारे व्यंग्य लेख के किरदार प्यारेलालजी अकेले नहीं हैं। ढेरों भारतीय टूरिस्ट हैं, जो पहाड़ों पर घूमने जाते हैं और अपने पीछे गंदगी, कूड़ा, कचरा छोड़कर आते हैं। देश और कुदरत को प्यार करनेवाले सैलानियों को यह बहुत चुभता है।

पर्वतीय राज्यों की सरकारों ने यह समझते हुए प्लास्टिक बैग के साथ-साथ प्लास्टिक कप, प्लेट और गिलास पर भी बैन लगाया हुआ है लेकिन चिप्स के पैकेट्स, पानी की बोतलें और जूस के ट्रेटा पैकेट्स के रूप में

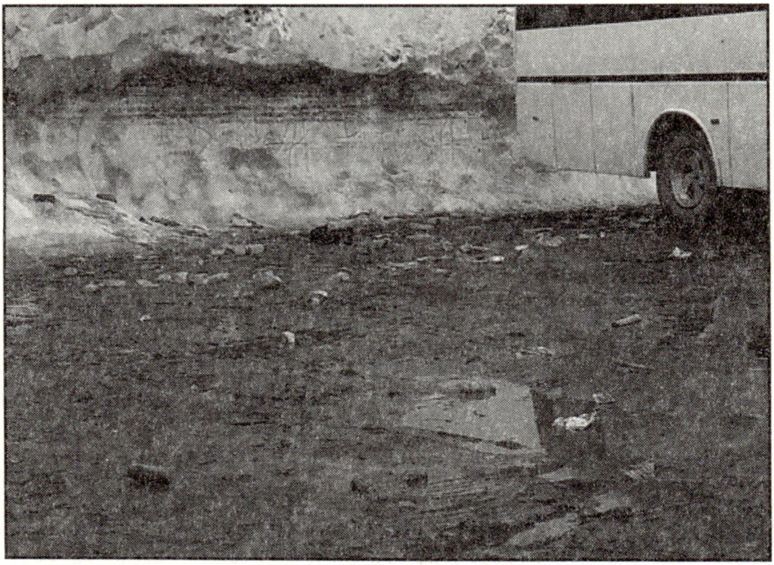

रोहतांग में फैला हुआ कचरा

कूड़ा पर्वतों पर पहुँच रहा है, जिन्हें विघटित होने में सैकड़ों साल लगते हैं। पर्यावरण मंत्री अनिल माधव दवे ने लोकसभा में एक प्रश्न के जवाब में माना कि लोग हिमालय की पहाड़ियों पर जाते हैं और कूड़ा फेंक कर आते हैं, जिससे पर्यावरण प्रदूषित हो रहा है। जम्मू-कश्मीर से लेकर उत्तर पूर्व के पहाड़ों तक यह समस्या फैल रही है।

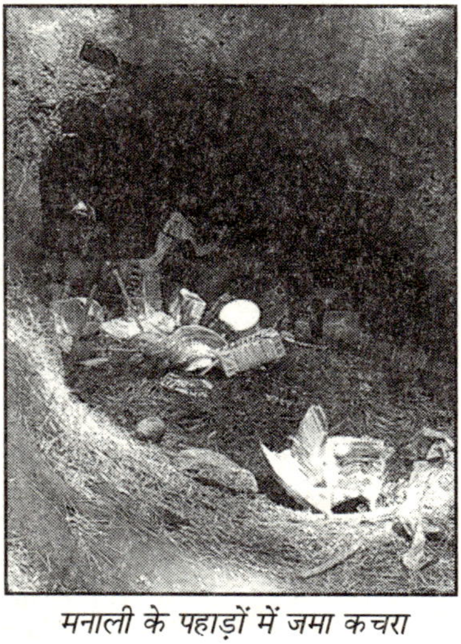

मनाली के पहाड़ों में जमा कचरा

वैज्ञानिकों का मानना है कि ये नॉन बायोग्रेडेबल वेस्ट गरमी को सोखता है, जो पर्वतों के तापमान को बढ़ाता है। तापमान बढ़ने से ग्लेशियर तेजी से पिघलते हैं, जो भविष्य में ग्लेशियर को वॉटर बॉम्ब

में बदल सकते हैं जिसे वैज्ञानिक शब्दावली में नाम दिया गया है (GLOF) यानी ग्लेशियर लेक आउटबर्स्ट फ्लड। अगर ये वॉटर बॉम्ब फूटता है तो उत्तराखंड, हिमाचल प्रदेश और नेपाल के लोगों के लिए किसी भी दिन अचानक बड़ी तबाही ला सकता है।

कुछ यही हाल हमारे समुद्रों का है। वॉटर वाइड फंड फॉर नेचर (WWF) के आँकड़ों के मुताबिक, समुद्र का 80 फीसदी प्रदूषण जमीन पर चल रही गतिविधियों की वजह से है। जिसमें रसायनों का इस्तेमाल और बिना ट्रीट किया सीवर का पानी समुद्र तक पहुँचना शामिल है। समुद्र में बहकर पहुँचने वाला कूड़ा भी बड़ी मुसीबत बन गया है। कुछ साल पहले हिंद महासागर में कूड़े का पैच पाया गया था। इस पैच या हिस्से में प्लास्टिक छोटे-छोटे महीन टुकड़ों में मौजूद हैं। साफ समुद्र के मुकाबले यहाँ प्लास्टिक के अंश औसतन बहुत ज्यादा हैं। यह पैच बिहार के क्षेत्रफल से भी बड़ा है। प्लास्टिक इतना कि अगर इकट्ठा किया जाए तो पहाड़ बन जाएगा।

समाधान क्या है

मुंबई के बीच पर पहुँचे चैंपियन लुईस फ्यू। लुईस फ्यू वह शख्स हैं, जिन्हें 'तैराकी का एडमंड हिलेरी' कहा जाता है। 2007 में नॉर्थ पोल समेत दुनिया के हर महासागर में लंबी दूरी की तैराकी कर चुके हैं। लुईस फ्यू मुंबई के वर्सोवा बीच पहुँचे तो उन्होंने समुद्र में उतरने से मना कर दिया। वजह थी—वर्सोवा बीच पर फैली गंदगी। पर इस हालात को बदल दिया वर्सोवा के दिलेर लोगों ने।

बॉम्बे हाईकोर्ट के वकील अफरोज शाह ने अक्तूबर 2015 में वर्सोवा बीच पर गंदगी से परेशान होकर सफाई अभियान शुरू किया। वर्सोवा रेसिडेंट वॉलेंटियर के तहत 85 हफ्ते तक लोग सफाई अभियान में जुटे रहे। धीरे-धीरे करके 4,000 टन कचरा साफ किया। इसमें अधिकांश प्लास्टिक था, जो मिट्टी में जम चुका था। हालत यह थी कि रेत नजर आने में ही कई हफ्ते का वक्त लग गया था। 85 हफ्तों की मेहनत का नतीजा है कि वर्सोवा बीच साफ

हो गया। प्रधानमंत्री नरेंद्र मोदी सहित दुनिया अफरोज शाह के कारनामे को सलाम कर रही है। वह संयुक्त राष्ट्र से इनवायरमेंट चैंपियन ऑफ अर्थ पाने वाले पहले भारतीय बन गए हैं। आफरोज अब भी सफाई के काम में लगे हैं।

अब विदेशी सैलानी जब वर्सोवा बीच आएँगे तो नाक नहीं सिकोड़ेंगे, बल्कि भारत की स्वच्छता की तारीफ करेंगे। अगर अफरोज यह काम मुंबई में कर सकते हैं तो हम बाकी लोग अपने-अपने इलाके में ऐसा क्यों नहीं कर सकते!

□

बड़बोली सीट की बोलती बंद

"ए···ए···ए बच के बचे के, टक्कर होगी, आराम से···दैया रे दैया··· मार दिया ना, कह रई थी···रुका भी नहीं जाता?"

मुंबई से दिल्ली की तरफ चली ट्रेन में सीट बोले जा रही थी, "जरा आराम से चलते तो इत्ता लगती नहीं न? तेरे को क्या? टक्कर मार कर निकल लिया, दर्द तो हमीं को सहना पड़ता है न।

न जाने कहाँ से सात नंबर की सीट को जुबान मिल गई थी और मिली ही नहीं थी, ढाई फीट लंबी जुबान मिली थी। आप जिससे भी तुलना करना चाहें, सीट की जुबान उससे लंबी ही थी। आम आदमी की तरह बोलना उसकी आदत बन गई थी, चाहे कोई सुने या न सुने।

"कोई बात नहीं सुनता। लोगों का दिमाग खराब है। कोई ध्यान नहीं देता। सिस्टम ही उल्टा है। ये अंकल आ रहे हैं, न ये टाइम खराब करेंगे इधर। हैलो अंकल, प्लीज अगली सीट पर जाओ न, आज मैं चैन से रहना चाहती हूँ।"

अंकल क्या, कोई भी सीट की आवाज नहीं सुन पा रहा था। अंकल को देखकर लग रहा था कि कभी हैवीवेट श्रेणी के पहलवान रहे होंगे। अच्छा-खासा कद, ऊपर से भारी वजन। सीट के हाथ होते तो माथा पकड़ लिया होता। अंकल ने टिकट निकाला और नंबर पढ़ा, मिलाया और नंबर सात ही निकला। सात नंबर की साइड वाली दो बर्थ वाली सीट में नीचे की सीट।

सीट बोल पड़ी—"हे भगवान्! इत्ते लंबे सफर के लिए कोई लाइटवेट नहीं था?" इनसानों की तरह ही सीट को भी हर बात से परेशान होने की

आदत पड़ गई थी। हालात चाहे जो आए, पर और बेहतर हालात के लिए परेशान होना आदत में शुमार हो गया था।

अंकलजी धम्म-से सीट पर बैठे। फुस्स करके सीट की हवा निकल गई जैसे चिप्स के पैकेट की हवा निकल जाती है। सुमो पहलवान से घटकर हैसियत हड्डी पहलवान टाइप हो गई थी। अगर यह सीट बॉलीवुड में होती तो जरूर अपनी जीरो फिगर पर गर्व करने लग जाती। दुर्भाग्य यह कि सीट रेल के डिब्बे में लगी थी, वह भी जनरल क्लास में। फुस्स की आवाज को सीट की चिल्लाहट ही कहिए। अंकलजी इधर-उधर हिलकर सीट पर सेटल हो गए। सामान को भी सीट के नीचे डालकर चैन से बैठ गए। इधर, लोगों के डिब्बे में चढ़ने का सिलसिला जारी था। सीट चिल्लाए जा रही थी, "आराम से, ध्यान से। अरे, टक्कर नहीं!" पर हर सूटकेस जैसे सीट से रगड़ खाता हुआ निकलने को बेचैन था। अब तो यही बातें अंकलजी भी कहे जा रहे थे, "अरे आराम से, ध्यान से!" सीट को लगा, जैसे अंकलजी के रूप में उसे आवाज मिल गई हो।

धीरे-धीरे सब सेट हो गया। ट्रेन चल पड़ी। अंकलजी ने सीट पर अखबार बिछाया और अपना टिफिन खोल लिया। सीट देख नहीं सकती थी, पर उसे खुशबू आ गई। "अंकल, मूली के पराँठे नहीं, कुछ और खा लो न प्लीज! मूली नहीं, मूली नहीं...आई हेट मूली के पराँठे। कोई मूली के पराँठों को ट्रेन में बैन क्यों नहीं करता?" वैसे, सीट भी जानती थी कि बैन करने से भी क्या फायदा? पूरे सफर में इनसान वही करते आए हैं, जो बैन होता है। सिगरेट पीते हैं, कुछ शराब पीते हैं, कुछ बेटिकट ही चढ़ जाते हैं और कुछ ट्रेन को कूड़ेदान बना जाते हैं।

गैस से परेशान सीट ने फिर से सही गैस किया था। सीट ने फिर बोलना शुरू किया—"अंकल, हैलो! यह कूड़ेदान नहीं है, कूड़ेदान वहाँ रखा है, सामने गेट के पास, हैलो! अक्ल है या नहीं...अंकल।" पर अंकल के पास सीट की आवाज सुनने वाले कान ही नहीं थे। उन्होंने पराँठे खाए और बाकी बचा अचार अखबार में लपेटकर सीट के नीचे डाल दिया। सीट ने आँख

तरेरने की पूरी कोशिश की और जब कुछ नहीं हुआ तो अकड़कर कुछ टेढ़ी हो गई। अब सीट का एक हिस्सा अंकल को चुभ रहा था और अंकलजी हर तरह से हिल-डुलकर भी सीट को सेट नहीं कर पा रहे थे।

सीट ने देखा तो नंबर-एक सीट भी ऐसे ही परेशान थी। वहाँ तो पूरा परिवार पार्टी कर रहा था। पूड़ी, सब्जी, अचार के साथ चिप्स, नमकीन, कोल्ड ड्रिंक्स, शायद ही कोई चीज बची हो। सबको तोड़-मरोड़कर सीट के नीचे डाला और बाकी बचे गंद को डिब्बे के फर्श पर झाड़ दिया। जब लोग उठे तो फर्श की हालत ऐसी हो गई, जैसे बरात खाकर निकली हो। सीट नंबर चार की हालत अच्छी थी। यहाँ बैठे पति-पत्नी ने खाना खाया और बची हुई चीजें डस्टबिन में डालकर आए। सीट नंबर चार इतरा रही थी। सीट साफ-सुथरी थी। सीट नंबर सात ने कुछ जलन महसूस की और अकड़ने की कोशिश की, पर नाकाम। इस चक्कर में सीट से आवाजें आनी शुरू हो गईं—चर्र-चर्र, चर्र-चर्र।

कुछ देर में एक स्टेशन पर ट्रेन रुकी। वहाँ सामने एक खंभा था, जिससे हर दूसरे दिन उसका सामना होता था। स्टेशन के बीचोबीच मौजूद यह खंभा पूरे प्लेटफॉर्म का हाल बताने के लिए काफी थी। तुरंत सीट ने चिल्लाकर हाल पूछा, "लंबू, कैसे हो ?" खंभे ने ट्रेन के अंदर से झाँककर लंबी-सी साँस खींचकर जवाब दिया, "ठीकऽऽऽकऽऽऽक हूँ। ये कोई जिंदगी है ? बस, खड़े रहो और दुनिया को अपने से आगे बढ़ते देखते रहो।"

सीट नंबर सात समझ गई कि लंबू का लंबा किस्सा शुरू होनेवाला है। लंबू की आदत थी, एक सवाल पूछने के बाद बार-बार एक ही कहानी दोहराने की। यह उम्र का असर भी हो सकता था और जीवन की निराशा का भी। सीट ने कहा, "यार प्लीज, फिर वही कहानी नहीं। देख, मेरे ऊपर आज कौन सवार है ? यह शख्स तो स्टेशन आने पर चाय पीने भी नहीं उतरता। यहीं बैठकर चाय लेगा अभी।" सीट ने इतनी कम उम्र में न जाने कहाँ से इतनी दुनिया देख ली थी ? उसका अंदाजा एक बार फिर सही निकला। अंकल ने एक चायवाले को रोककर चाय का कप लिया। लंबू खंभा हँस पड़ा। सीट ने

कहा, "हँसा करो, हँसते हुए अच्छे लगते हो।" सीट के सुझाव के बाद लंबू खंभे का रिपीट अटैक शुरू हो गया।

"कैसे हँस सकता हूँ, यह भी कोई जिंदगी है? बस, खड़े रहो और दुनिया को अपने से आगे बढ़ते देखते रहो। खंभा होने का मतलब जानती हो? सुबह मेरे साथ कोई पीठ टिकाकर बैठता है, जमाने भर की बातें करता है और फिर चला जाता है। कोई मेरे ऊपर थूक जाता है, कोई पीक फेंकता है, कोई कचरा ऐसे फेंक जाता है, जैसे मैं डस्टबिन हूँ। कई बार लगता है, काश, मैं डस्टबिन ही हुआ होता तो आदत के मुताबिक लोग मुझमें कुछ नहीं डालते। सफाई होने के एक घंटे के अंदर मैं फिर गंदा हो जाता हूँ। अरे, मेरा न सही लोगों का तो खयाल करो, जो यहाँ से गुजरते हैं? अब तुम ही बताओ, अँधेरा होने पर रोज मेरे पास आकर टाँग उठाने वाले कुत्ते और मुझ पर थूकने वाले इनसान में क्या फर्क है? दोनों मुझे गंदा ही करते हैं।"

सीट को लगा, वाकई खंभे के अंदर बहुत दर्द छिपा है। इस बार उसने नहीं, ट्रेन की सीटी ने खंभे को रोका। ट्रेन छुक-छुक, छुक-छुक आगे बढ़ चली। अंकल ने फिर से चाय के प्याले को सीट के नीचे सरका दिया।

अगले स्टेशन पर पंद्रह मिनट के लिए ट्रेन रुकी। रास्ते में एक दस-ग्यारह साल का बच्चा चढ़ा। हर कोई उसे 'छोटू-छोटू' ही बोल रहा था। इस देश में अगर सर्वेक्षण हो तो सबसे फेमस नाम 'छोटू' ही निकलेगा। छोटू के दोनों पैर खराब थे। शर्ट जगह-जगह से फटी हुई, हाफ निकर पहनी थी जिस पर गंदगी कई परतों में जमी हुई थी। वह डिब्बे के पिछले दरवाजे से चढ़ा और हाथ में लिये हुए कपड़े से सीटों के नीचे से कूड़ा निकालने लगा। रास्ते में लोगों से हाथ जोड़कर कुछ रुपए की भीख माँग रहा था। गंदगी को धकेल कर आगे बढ़ाता और डिब्बे के अगले हिस्से की तरफ बढ़ जाता। सीट नंबर सात तक आते-आते उसके आगे गंदगी का अंबार लग चुका था।

अंकल ने दोनों पैर ऊपर उठा लिए। उधर, सीट नंबर एक का परिवार भी सीट के ऊपर चढ़ बैठा। सीट नंबर चार पर बैठे पति-पत्नी ने दया दृष्टि से देखा। सीट नंबर सात का दिल भर आया। उसे अपने सीट होने पर शर्म

आ रही थी। अगर वो इनसान होती तो तुरंत उठकर छोटू को गले लगा लेती। वह जानती थी कि डिब्बे में फैला कूड़ा और कूड़े को बीन कर भीख माँगता बच्चा, दोनों समाज के निकम्मेपन, लापरवाही और बेदिली की निशानियाँ हैं जिनके होने में उनका कोई कसूर नहीं है। फिर भी, वे आज बाकी सभी पर बोझ बन गए हैं। बड़बोली सीट की बोलती बंद हो चुकी थी।

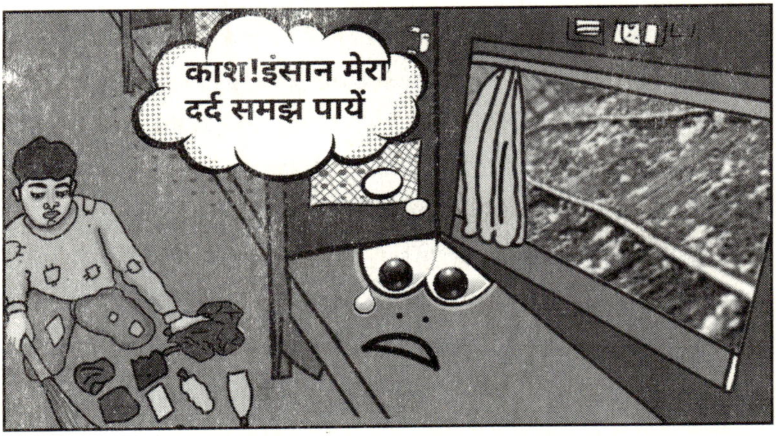

हम भी समझें अपनी जिम्मेदारी

एक लाख बीस हजार किलोमीटर ट्रैक पर रेल दौड़ेगी, सात हजार से ज्यादा स्टेशनों से भारतीय रेल गुजरेगी और करीब साल भर में 800 करोड़ यात्रियों को सफर कराएगी तो ट्रेन में गंदगी तो होगी ही। लेकिन सीट का बड़बड़ाना जायज है, क्योंकि ट्रेन साफ करने की जिम्मेदारी छोटू की नहीं है। रेल कर्मचारियों के लिए भी स्टेशन पर सफाई करना असंभव है। ऐसे में हमारी जिम्मेदारी बनती है कि हम ट्रेन को कम-से-कम गंदा करें।

हम लोग अकसर जापान की बुलेट ट्रेन का उदाहरण देते हैं, जहाँ सिर्फ सात मिनट में ट्रेन साफ हो जाती है। उदाहरण देते हुए हम यह भूल जाते हैं कि जापान के लोग सबसे सफाई पसंद लोग हैं। वे न तो कूड़ा फैलाते हैं और न ही आस-पास वालों को फैलाने देते हैं।

जापान के मुकाबले मुंबई की हालत देखिए। मई 2017 में आई रिपोर्ट ने चौंका दिया। मुंबई की वेस्टर्न रेलवे ने 2016–17 में करीब नब्बे हजार लोगों को कूड़ा फैलाते और थूकते हुए पकड़ा है। यह संख्या पिछले साल से लगभग दोगुनी है। सिर्फ इतना ही नहीं, रेलवे स्टेशनों को सुंदर बनाने के लिए दीवारों को जो पेंट किया गया था, उसे भी थूक और पीक से गंदा कर दिया गया।

क्या रेलवे कोच और स्टेशन साफ हो सकते हैं? इसका जवाब है, हाँ। विशाखापट्टनम स्टेशन इसका उदाहरण है। विशाखापट्टनम स्टेशन को 2017 के स्वच्छ सर्वेक्षण में सबसे स्वच्छ व्यस्त स्टेशनों की सूची में पहला नंबर मिला है। सबसे साफ स्टेशनों में पिछली बार विशाखापट्टम 42वें स्थान पर था, जबकि इस बार पहले स्थान पर आ गया।

इस लिस्ट में दरभंगा का स्टेशन सबसे आखिर में है। क्यों है, यह बताता है दैनिक जागरण में 19 जून को प्रकाशित रिपोर्ट का ये अंश—"यात्री जहाँ बैठे थे, वहीं गंदगी पाई गई। टग हॉल से लेकर प्लेटफॉर्म तक गंदगी ही गंदगी पाई गई। रेलवे ट्रैक की ओर देखनेवाले लोग अपनी नाक बंद कर रहे थे। पार्किंग स्थल के पास चारों ओर गंदगी देखने को मिली। एक भी डस्टबिन में प्लास्टिक देखने को नहीं मिला। पाँच लाइन वाले इस स्टेशन पर अलग-अलग जगहों पर एक दर्जन सफाई कर्मी जरूर दिखाई दिए, लेकिन वे सफाई करने की जगह बैठे पाए गए।"

जाहिर है, गाड़ी के दोनों पहिए चलेंगे, तभी रेलवे साफ होगी वरना दुनिया का सबसे बड़ा रेल नेटवर्क सबसे गंदा रेल नेटवर्क बना रहेगा।

Http://www.jagran.com/bihar/darbhanga-16051491.html

□

एंटीक पीस

नेहरू नगर कॉलोनी में अचानक ही गहमा-गहमी बढ़ गई। चारों तरफ एक हैरान करनेवाली चर्चा से हर किसी के कान गरम थे। जो सुन रहा था, वह न चाहते हुए दाँतों तले अंगुली दबाने को मजबूर था। सब खबर की विश्वसनीयता पर सवाल भी कर रहे थे, पर साथ ही सच्चाई जानना भी चाहते थे। यह चर्चा जुड़ी थी—शांति देवी के मकान से। मकान क्या था, कोठी कहिए। करीब सौ फीट जमीन पर ढाई मंजिला कोठी खड़ी थी। सामने पार्क था, जिसमें बच्चों के झूले लगे थे। जिस गली में यह कोठी थी, वह गली भी अच्छी-खासी चौड़ी थी। शुरुआत से गिन कर पाँचवें नंबर पर थी शांति देवी की कोठी। गली शुरू होते ही चौराहे पर हमेशा चहल-पहल रहती थी। कई दुकानें और बड़ा सा बाजार पूरे इलाके की जान माना जाता था। यह अलग बात है कि यह चौराहा कम कूड़ेदान ज्यादा लगता था, पर यहाँ का यही चलन रहा है। जितनी गहमा-गहमी, उतना ही कूड़ा। हर आता-जाता शख्स कुछ-न-कुछ रास्ते में फेंक कर जाता ही है। नतीजा कि यह करते-न-करते रोज एक रिक्शा भर कूड़ा इस चौराहे से निकलता ही है।

सुबह के सात बजे थे। कूड़े के रिक्शे वाला रामदीन आज फिर चिल्ला रहा था कि न जाने लोगों को अक्ल कब आएगी—चौराहे को कूड़ेदान बना रखा है। पर आज उसकी बातों में कुछ नया था। रामदीन उसी चर्चा के बारे में चिल्ला रहा था, जो हर किसी की जुबान पर थी।—अब तो एंटीक बाबा ही लोगों को कुछ बुद्धि दें तो दें, वरना लोग तो सुधरने से रहे।

रामदीन जिसे 'एंटीक बाबा' कह रहे थे, उसी को कोई 'एंटीक स्टेच्यू'

कह रहा था, कोई 'एंटीक पीस'। चर्चा ये उड़ रही थी कि शांति देवी ने गेट के बाहर जो एंटीक पीस लगा रखा है, वह सूरज की किरणों के साथ जाग उठता है, कुछ बातें बोलता है और फिर मूर्ति बन जाता है। पहले-पहल तो चंद लोगों के बीच में चर्चा थी, पर न जाने कैसे खबर पूरे इलाके में फैल गई ? आज तो हद ही हो गई। तड़के लोगों की भीड़ शांति देवी की कोठी के सामने जमा हो गई थी, लेकिन थोड़ी मायूसी के साथ लौटी। बताते हैं कि दो-तीन लड़कों को छोड़कर कोई एंटीक मूर्ति को बोलते हुए नहीं देख पाया।

मूर्ति भी क्या थी, किसी योद्धा की प्रतिमा थी—हाथ में भाला, बदन पर कवच। राणा प्रताप जैसी मूँछें, पर राणा प्रताप की तरह भारी बदन नहीं था। काँसे की इस प्रतिमा को शांति देवी ने अपने मेन गेट पर सजाया था। प्रतिमा से कोठी और रूआबदार लगने लगी थी। शांति देवी अपने तौर-तरीकों के लिए इलाके भर में मशहूर थीं। घर से निकलती थी तो साड़ी की एक प्लेट भी इधर-से-उधर नहीं होती। घर में धूल से तो ऐसी दुश्मनी थी कि दोनों में से कोई एक ही रह सकता था। जाहिर है, कोठी शांति देवी की थी तो धूल को ही बाहर होना पड़ता था। शांति देवी की झाड़ू परेशान थी कि उसे आराम करने का टाइम नहीं मिलता है, जब चाहे काम पर लगा दिया जाता था। पोंछे को एक ही जगह बार-बार रगड़े जाने से दिक्कत थी। जाला साफ करनेवाली

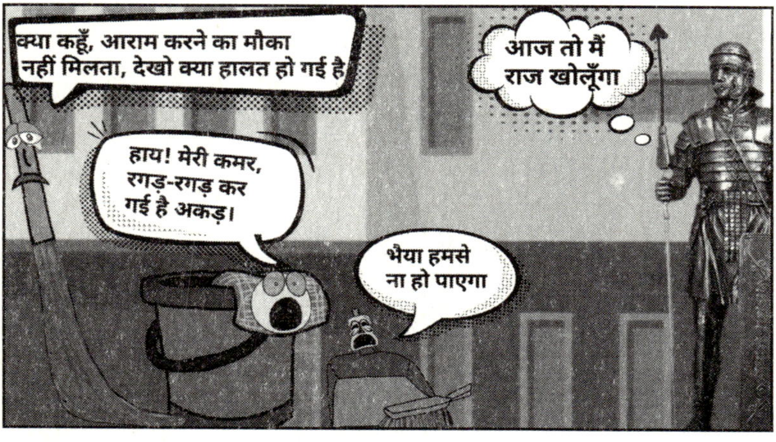

झाड़न मन-ही-मन कहती होगी कि कोई मकड़ी आ ही जाए, क्योंकि बिना जालों के भी बार-बार दीवारों पर चलाए जाने से उसे बुरा फील होने लगा था। डस्टिंग के कपड़े को ज्यादा फील नहीं होता था, क्योंकि उसे कुछ फील हो उससे पहले ही उसे बदल दिया जाता था। बाल्टी की शिकायत थी कि सर्दी क्या, गरमी के दिनों में भी उसे सूखने का मौका नहीं मिलता था। गनीमत यह थी कि ये सब अपनी फीलिंग्स आपस में डिस्कस नहीं कर सकते थे, वरना कौन जाने, घर में हड़ताल ही हो जाती ? चप्पल-जूते शर्मिंदा होते थे कि घर में उनकी हैसियत गली के कुत्तों टाइप थी। बाहर ही बाहर रखा जाता था, घर के अंदर जगह न मिलती थी। कुल मिलाकर धूल और शांति देवी में निरंतर जंग चलती रहती थी। सारे दरवाजों और खिड़कियों में एक भी छेद न होने के बाद भी धूल न जाने कौन सा वरदान लेकर आई थी कि फिर भी घर में घुसकर शांति देवी को मुँह चिढ़ा ही देती थी यानी फिर एक जंग शुरू हो जाती थी। कौन जाने, इसमें धूल को ज्यादा मजा आता था कि शांति देवी को ?

आजकल शांति देवी खुद परेशान थीं कि जाने कहाँ से मूर्ति बोलने की अफवाह उड़ गई और उनके घर पर सबकी निगाहें टिक गई हैं। शांति देवी उठने में सूरज को कंपीटिशन देने वालों में से हैं। सूरज की किरणें जमीन पर पड़ती नहीं थी कि शांति देवी बिस्तर छोड़कर काम-काज में जुट जाती थीं। दुनिया जब तक सो कर उठती, शांति देवी आधा काम निपटा चुकी होती थीं। लेकिन इतनी सुबह जागने के बाद भी उन्होंने एंटीक पीस को कभी बोलते हुए नहीं देखा। घर के बाहर भीड़ जुट रही थी, जिससे शांति देवी को परेशानी हो रही थी। वैसे, पड़ोसियों से शांति देवी की कभी पटी नहीं, अब तो वह भी निगाहें लगाकर बस इसी घर की तरफ देखा करते थे।

शांति देवी की सफाई के चर्चे पूरे इलाके में थे। कई बार तो नौकर-चाकर भी तलाशे, पर सफाई का जुनून देखकर कोई काम पकड़ने को तैयार न होता था। आस-पड़ोस वालों को न जाने कैसे झाड़ू और पोंछे का दर्द पता लग गया था ? खैर, जो भीड़ दरवाजे पर जमा थी, वह इसे सफाई का चमत्कार ही मान रही थी। ''इतनी सादगी में ही कोई दिव्य आत्मा इस प्रतिमा

में प्रवेश कर गई होगी।'' बाहर खड़े एक शख्स ने कहा और बाकियों ने सहमति में सिर हिला दिया। सुबह के सात बज चुके थे और अब प्रतिमा में प्राण आने की संभावना नहीं थी, पर शांति देवी का घर टूरिस्ट स्पॉट बन गया था और शांति सफाई की देवी। लोगों के आने-जाने के बीच ही पूरा दिन बीता, हर जुबान पर चर्चा थी कि सुबह सूरज निकलने से पहले पहुँचा जाए और देखा जाए कि यह प्रतिमा बोलती क्या है?

सुबह के चार बजे थे। सर्दियों का वक्त था, हल्की सी ठंड थी। ऐसी खबर की सच्चाई पुख्ता करने के लिए लोगों का जमावड़ा लग चुका था। पूरी गली भर चुकी थी, चौराहे तक लोग जमा थे। दिख तो उन्हें कुछ नहीं रहा था पर कुछ होने की खबर का गवाह बनने का लालच ही सबसे बड़ा था। वहीं रामदीन भी आज तड़के ही आ पहुँचा था। वह शांति देवी के घर के बिल्कुल बाहर ही खड़ा था। कुछ कॉलेज के लड़के फैशन मारते भी मौजूद थे। हालाँकि यह अपने आप में हैरत की चीज थी कि जिस उम्र में लड़कों को उठाने में माँ-बाप के पसीने छूट जाते हैं, उस उम्र के लड़के सुबह के चार बजे अपने पूरे स्टाइल में खड़े हैं, और वह भी कैमरा लेकर।

कुछ ही देर बीती होगी, शांति देवी भी आ पहुँचीं। चंद मिनट बाकी थे सूरज के उगने में। शांति देवी ने पहले गली के एक छोर से दूसरे छोर तक नजर दौड़ाई और फिर मूर्ति की तरफ टकटकी लगाकर देखने लगीं। धीरे-धीरे सूरज की किरणें उग आईं, लेकिन मूर्ति नहीं बोली। क्या मूर्ति शरमा गई, क्या मूर्ति इतने लोगों से घबरा गई, या किसी ने आज कोई गुस्ताखी कर दी है! एक आवाज आई, "क्या मूर्ति आज सोती तो नहीं रह गई?" सूरज निकल चुका था, लेकिन लोग हटने को तैयार नहीं थे। उधर, शांति देवी मुँह बिचकाती हुई लौटीं और कामकाज में जुट गईं। वह बार-बार बाहर आतीं और भीड़ को देखकर लौट जातीं और भीड़ थी कि टस-से-मस होने को तैयार नहीं थी, जैसे आज ही मूर्ति से दो शब्द उगलवा कर ही दम लेने का इरादा था। आखिरकार शांति देवी का धैर्य जवाब दे गया। वह गेट खोलते हुए निकलीं। उनके हाथ में काले रंग का बड़ा सा पॉलीथीन था। शांति देवी की हालत ऐसी

थी कि जैसे उन्हें बहुत जोर से लगी हो और अंदर टॉयलेट सीट पर कोई निश्चिंत भाव से सपने बुन रहा हो। आखिरकार परेशान होकर दरवाजे पर धक्का मार ही दिया। लगभग उसी बेसब्री से शांति देवी धड़धड़ाते हुए गेट से निकली ही थीं कि अचानक कैमरे के फ्लैश की रौशनी और आवाज आने लगी। लोगों ने मोबाइल हाथ में ही रखे हुए थे, उन्होंने भी खट-खट फोटो खिंचना शुरू कर दिया। शांति देवी सकपका गईं।

इतना तो वे कभी घर से बाहर मेथी की बची हुई गड्डी उछालने में या छत से बिस्कुट के पैकेट सड़क पर डालने में सकपकाई नहीं थी। उन्हें कभी इस बात की भी फिक्र नहीं होती थी कि वह खुद के घर की सफाई कर धूल पड़ोसी के घर में फेंक देती थीं। बचे हुए खाने को पड़ोसी के घर के आगे रखने में भी वह कभी शरमाई नहीं, पर उन्हें आज सही में अजीब लग रहा था। मूर्ति के साथ-साथ उनकी फोटो भी दर्जनों लोग उन्हीं के घर के सामने खींच रहे थे। एक हाथ में कूड़े का बैग था, जिसे वह चौराहे पर रोज की तरह अँधेरे में डालने जा रही थीं तो सामने ढेर सारे लोग थे जिनमें रामदीन भी था, जो सड़क पर अँधेरे मुँह कूड़ा फेंकने वालों को रोज मोटी-मोटी सुनाया करता था, पर कभी कूड़ा फेंकने वाले किसी शख्स को पकड़ नहीं पाया था।

इतने में कॉलेज के लड़कों ने चिल्लाया, "प्लान सुपर हिट। एंटीक पीस रँगे हाथों पकड़ा गया।"

'एंटीक पीस' से भगवान् बचाए

शांति देवी आदत से मजबूर होकर एंटीक पीस बन गईं। शांति देवी नहीं जानती कि उनकी यह आदत न सिर्फ गंदगी फैलाती है, बल्कि बीमारियाँ भी बढ़ाती है। घर की सफाई की तरह अपने आस-पास और मोहल्ले की सफाई रखनी जरूरी है। ऐसा न करना किसी अपराध से कम नहीं है।

ऐसा कितनी ही बार होता है कि कूड़े को रात को घर के बाहर रखकर सोएँ तो सुबह तक हर तरफ कूड़ा फैला मिलता है। गली के कुत्ते उसे बिखेर देते हैं। घर की सीढ़ियाँ हो या पास का चौराहा, बिखरा हुआ कूड़ा बीमारियों

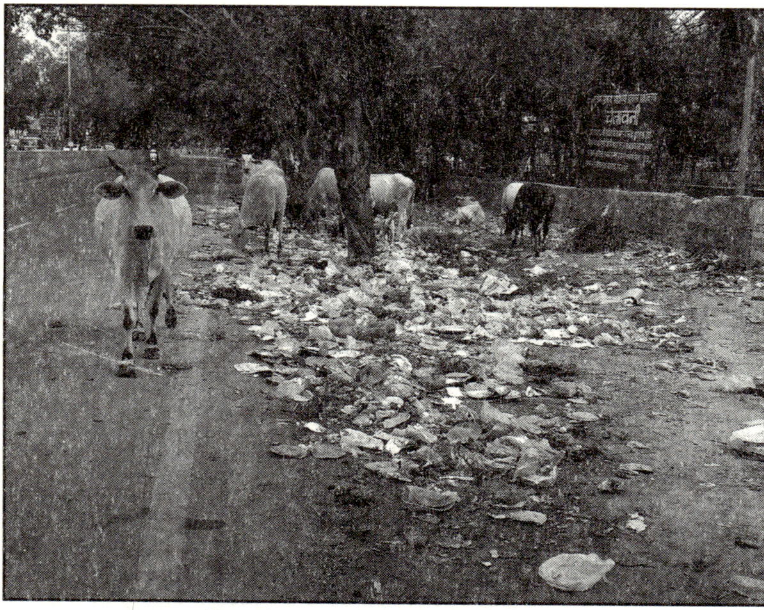

नोएडा सेक्टर 61 के बाहर फेंका गया कचरा

को दावत देता है। गाय अकसर कूड़े में खाना ढूँढ़ते हुए प्लास्टिक खा जाती हैं। कुत्तों के लिए भी घर के कूड़े में कई विषकारी चीजें होती हैं। ऐसे में कूड़े का सही निपटान जरूरी है।

गलत जगह फेंका गया कूड़ा अकसर उड़कर नालियों में पहुँच जाता है। नालियाँ जाम होने से पानी जमा होता है, जिससे बीमारी फैलाने वाले मच्छर पैदा होते हैं। टूटे हुए बरतन, गमलों और पुराने टायर जैसी चीजें डेंगू, चिकनगुनिया के मच्छरों के पनपने के लिए बेस्ट हैं।

अगर नालियों से बच गया तो कूड़ा अकसर जला दिया जाता है, जिससे प्रदूषण फैलता है। ये प्रदूषण अस्थमा, एलर्जी और साँस की बीमारियों की वजह बनता है।

देश के पास सफाई कर्मचारियों की सीमित संख्या है। देश और नगर निगम चाहे जितने कर्मचारी लगा लें, पर जगह-जगह बिखरे कूड़े को साफ

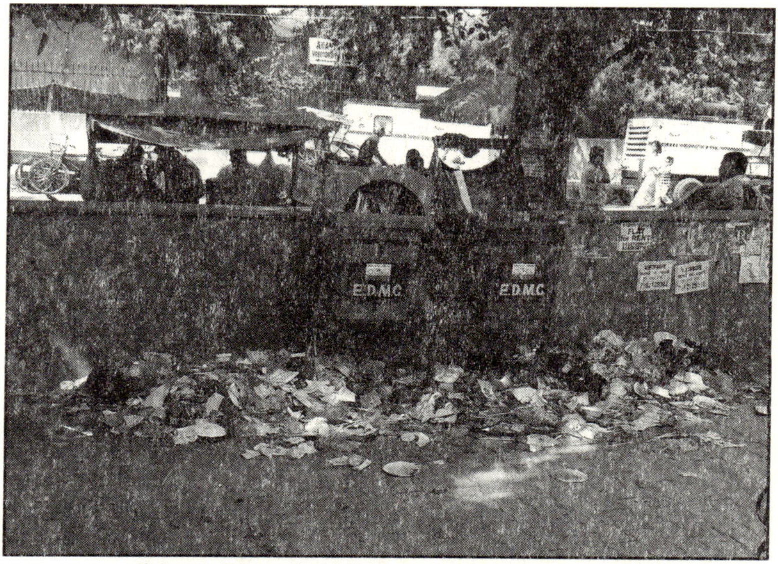

पूर्वी दिल्ली में डस्टबीन होने के बाद भी बाहर फेंका गया कचरा

कर पाना उनके लिए भी संभव नहीं है। इसलिए हमें कोशिश करना चाहिए कि हम सफाई में मददगार बनें, कूड़ा फैलाने वाले न बनें।

ऐसी कई कॉलोनियाँ हैं, जहाँ कूड़ा उठाने के पर्याप्त इंतजाम नहीं हैं। ऐसी जगहों पर इलाके के लोगों को खुद आगे आकर ये इंतजाम करने चाहिए। इसमें सबसे मददगार है—हरे और नीले डस्टबिन की योजना। देश भर की नगर पालिकाएँ नीले और हरे डस्टबिन योजना को लागू करने की कोशिश कर रही हैं। हरे डस्टबीन में गीला जैविक कूड़ा और नीले डस्टबिन में सूखा अजैविक कूड़ा डालने का नियम है। इस बारे में खुद जागरूक होइए और अपने आस-पास के लोगों को जागरूक कर सफाई का संदेश दीजिए। मधुमक्खी की तरह समाज को स्वस्थ होने का वरदान दीजिए, न की मक्खियों की तरफ समाज के लिए अभिशाप बनिए।

□

हम नहीं सुधरेंगे

वैसे तो पूरा भारत आजकल सफाई के पीछे दौड़ रहा है। कुछ लोगों ने झाड़ू-वाड़ू उठाकर स्वच्छता के नारे बुलंद करने शुरू कर दिए हैं। अब इन्हें कौन समझाए कि यह हमारी संस्कृति और सभ्यता के खिलाफ है? हम बचपन से ऐसे ही बड़े हुए हैं। दुनिया की कोई ताकत हमें हमारे संस्कारों से दूर नहीं कर सकती। हमारे पिता भी ऐसा ही करते आए थे! कान खोल कर सुन लो, हम भी अपने बच्चों को इस परंपरा से दूर नहीं करेंगे।

अभी चार रोज पहले ही एक भले मानस बोल रहे थे कि कूड़े को कूड़ेदान में डालो। कमाल है, अगर हम कूड़े को कूड़ेदान में डालेंगे, तो भला सफाईवाला क्या करेगा? हमने कूड़े को कूड़ेदान में डालना शुरू कर दिया तो भाईसाहब, कूड़ा उठाने वालों की नौकरी चली जाएगी। ये हमसे न होगा। हम खानदानी लोग हैं, ये चोंचलेबाजी हमसे न होगी।

ये स्वच्छता-वच्छता उन्हें समझाओ जो नहाते नहीं हैं। हम सुबह-सवेरे उठते ही स्नान करते हैं। कपड़े देखिए हमारे, एक दाग न लगा होगा, घर भी एकदम चमकता हुआ पाएँगे। पूरी दुनिया की जिम्मेदारी हम उठा लें, ऐसा कैसे हो सकता है? अब भला ये कोई बात हुई कि चाय पियो और फिर कूड़ेदान ढूँढ़ो? जहाँ खड़े हैं, वहीं तो फेकेंगे। अब ये काम तो चायवाले का है, हमारा थोड़े ही है? ऊपर से चायवाला ऐसे घूरता है जैसे कोई पाप कर दिया हो। खून खौल उठता है पर हम ठहरे खानदानी लोग, ऐसे लोगों के मुँह नहीं लगते।

दीवाली पर भी ऐसे ही दो-चार लोग निकल आए। दीवाली आई थी,

हमने बम जलाए। ताल ठोंक कर कहते हैं कि जलाए हैं, अपनी कमाई के पैसों से जलाए हैं। खूब जलाए हैं। अब जले हैं तो धुआँ भी होगा, पटाखे के खोल भी उड़ेंगे, थोड़ी-बहुत गंदगी भी होगी। पर हमारी सोसाइटी में लोगों को ऐतराज हो गया। कहा, गंदगी की है तो सफाई भी करनी चाहिए। पहुँच गए अगली सुबह झाड़ू लेकर सफाई करने। साहब, हम अपने हाथ न गंदे करेंगे। हम खानदानी लोग हैं, ये काम हमसे नहीं होता।

टी.वी. वाले दिखा रहे हैं कि एक जगह सुबह-सुबह निफराम होनेवालों को ढोल बजा कर भगा दिया जाता है या लघुशंका निवारण के लिए सड़क किनारे खड़े लोगों पर पानी डाल दिया जाता है। देखो तो सही, कहाँ तक लोग गिर सकते हैं? ये तो भगवान् की बनाई चीजें हैं, इन्हें रोकना तो सरासर पाप है। कल को कहेंगे कि घर में भी मत करो। ऐसे लोगों से भगवान् बचाए।

सुना तो यह भी था कि यह नया शिगुफा चल पड़ा है कि गंगा में कुछ भी प्रवाहित न करो। न पूजा-पाठ का सामान, न प्रतिमा, यहाँ तक की शव तक नहीं। हद है, जमीन पर गंगा अवतरित हुई किसलिए है? ये लोग झूठे आँकड़े देते हैं, वरना गंगा कहीं मैली हो सकती है? कुछ भी कर लो, गंगा का कोई बाल भी बाँका नहीं कर सकता। देखो शहरों के नाले के नाले गंगा में जाते हैं, सब जाकर शुद्ध हो जाते हैं। ऐसा प्रताप है गंगा का।

कल तो हद ही हो गई। कार में जाते वक्त एक पैकेट खाली हुआ तो बाहर फेंक दिया। पीछे से कार आगे निकली तो घूर कर देखा। अरे भाई, इतनी दिक्कत थी तो उठाकर रख लेना था। हवा अपने आप उठाकर किनारे कर देगी। कुदरत ऐसे ही काम करती है। सुबह सफाईवाले की ड्यूटी लगी ही है। हद है, एक पैकेट के लिए अपना खून क्यों जला रहे हो?

भई यह वह देश है, जहाँ ठेले वाला सब्जी की रेहड़ी लगाता है तो सारा कचरा वहीं फेंक कर जाता है। यहाँ केले खाकर छिलके सड़क पर फेंकने की परंपरा है, ताकि बाकी लोग सड़क पर सावधान होकर चल सकें। जिसकी किस्मत में फिसलना लिखा है, वह तो कहीं भी फिसल जाएगा। हम वे लोग हैं, जो खा-पीकर सामान पार्क में छोड़कर जाते हैं। और तो और बस में

छोले-कुल्चे खाकर हम पत्तल के हवा में उड़ने का मजा लेते हैं। उठते-बैठते हम अपना कूड़ा उठाकर कभी नहीं ले जाते।

अभियान चलाने वालों को, कायदे कानून बनाने वालों को परंपरा का ध्यान रखना चाहिए। जब मंदिर के बाहर कचरा छोड़ आने पर भगवान् बुरा नहीं मानते तो तुम क्या चीज हो? अच्छे-अच्छे आए हैं हमें बदलने के लिए कहनेवाले। हम न बदले हैं और न ही बदलेंगे।

आजकल ही आबोहवा बिगड़ गई है, भैया। जहाँ देखो, लोगों के सिर घूम गए हैं। फितूर चढ़ गया है सिर पर। सभ्यता-संस्कार को लोग भूल गए हैं। हम तो खानदानी लोग हैं, दुनिया बदल जाए पर हम नहीं बदलेंगे।

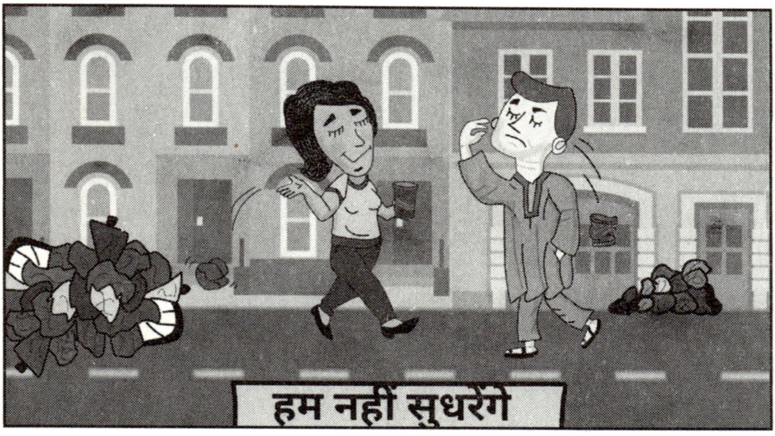

फैलाइए नहीं, कूड़े से कमाइए

अगर नाम चमकाना है तो इन गंदगी फैलाने वालों की तरह नहीं, गंदगी से लड़कर नाम चमकाइए। गंदगी से लड़ने के लिए हर बार जेब ढीली करने की जरूरत नहीं। गंदगी से लड़ना आपके पर्स को भारी भी बना सकता है। कैसे?

जानने के लिए मिलिए बंगलूरु की कूड़े वाली पूनम कस्तूरी से। पूनम कस्तूरी ने 'डेली डंप' नाम से बिजनेस शुरू किया। बिजनेस है—किचन से

निकलने वाले कूड़े को खाद में तब्दील करने का। इसके लिए कस्तूरी की कंपनी ने लोगों की मदद की, उन्हें उपकरण मुहैया कराए। अगर खाद बनने के बाद आपको इसकी जरूरत नहीं, तो डेली डंप आपसे खाद खरीद लेगी।

डेली डंप की यह छोटी सी पहल आज बड़ा बिजनेस बन चुकी है। अगस्त 2017 में डेली डंप ने 37029 किलो कूड़े को रोजाना खाद में तब्दील किया। कंपनी के 42923 से ज्यादा ग्राहक बन चुके हैं। देश के लगभग हर हिस्से में कंपनी की पहुँच बन चुकी है। डेली डंप की कामयाबी इस बात को दिखाती है कि कूड़े को सिर्फ कूड़ा समझकर कूड़े के पहाड़ तक पहुँचाकर हम न सिर्फ पर्यावरण का, बल्कि अपनी जेब का भी नुकसान कर रहे हैं।

इसी तरह कूड़े में बिजनेस की संभावना देखी अनुराग और उनके दो दोस्तों—ऋषभ और वेंकटेश ने। इन तीनों ने शुरुआत की स्टार्टअप रिकॉर्ट की। REKART ने ऐसी तमाम पुरानी चीजें और कूड़ा घर-घर जाकर उठाने की शुरुआत की। रिकॉर्ट घरों में बेकार पड़ी चीजों को खरीदती है। इसके बाद इन चीजों को, जैसे—प्लास्टिक, गत्ते, धातु और दोबारा इस्तेमाल हो सकने वाले कचरे को रिसाइक्लिंग प्लांट को बेचा जाता है। अब तक ये काम कबाड़ी करते रहे हैं, लेकिन रिकॉर्ट ने इसे संगठित रूप दिया है। कंपनी का टर्नओवर है 10 करोड़ का, जबकि कचरा उठाने वालों को 500 से 700 रुपए मिल रहे हैं। अभी यह कंपनी गुड़गाँव यानी गुरुग्राम में 12 हजार परिवारों के घर से कूड़ा उठाती है। मतलब यह कि आपके घर का कूड़ा किसी को रोजगार भी दे सकता है, पर यह पहुँच कहाँ जाता है—सड़कों पर, तालाबों में, नहरों में, नदियों में, पार्कों में या फिर लैंडफिल पर।

ये लोग घर से निकलने वाले बेकार सामान की वैल्यू जानते हैं, उसे कूड़ा नहीं मानते। आप भी नहीं मानिए, खाद बनाइए या जैविक कचरे को अलग कीजिए ताकि खाद बन सके। बाकी कूड़े को रिसाइकिल कीजिए, उसे बाकी चीजों के साथ मिलकर गंदगी मत बढ़ाइए।

□

गंगा की व्यथा

"ये कौन सा देश है और यहाँ का राजा कौन है?"—गंगा किनारे वाले छोरे ने सवाल सुना। थोड़ा चौंका, फिर मुँह में दबाए गुटखे को थूकने के बाद मुसकराया—"मैडम, पता नहीं। हम यहाँ नए हैं।" पीक के थोड़े से छींटे महिला की सफेद साड़ी पर भी पड़े।

महिला को समझ नहीं आया, उसकी सफेद साड़ी देखकर यह युवक हँसा है या उसके सवाल पर? महिला ने इधर-उधर नजर घुमाई तो हर तरफ भीड़-ही-भीड़ नजर आई। हर कोई पानी में डुबकी लगा रहा था। 'हर-हर गंगे' की आवाज गूँज रही थी। हर की पैड़ी पर कुछ लोग कपड़े बदल रहे थे। उससे कुछ दूरी पर पूरा बाजार जमा था। कुछ लोग घर से लाई पूजा सामग्री प्रवाहित कर रहे थे, कुछ पानी को बोतलों में भर रहे थे। महिला ने चारों तरफ नजर घुमाई तो एक सज्जन दिखे जो किनारे की सीढ़ियों पर निश्चिंत भाव से बैठे थे।

महिला ने उनसे भी यह सवाल पूछा कि "ये कौन सा देश है और यहाँ का राजा कौन है?" सज्जन ने एक बार देखा और कहा, "लगता है, आप विदेश से आई हैं और आप यहाँ के प्रदेश के बारे में जानना चाहती हैं। यह है उत्तराखंड और यहाँ राजा नहीं होता, चुनी हुई सरकार होती है। मतलब, राजा पाँच साल के लिए चुना जाता है और हर पाँच साल बाद राजा बदल दिया जाता है।"

"अगर यह प्रदेश है तो किसी राजतंत्र के अंतर्गत आता है? अभिप्राय यह कि जंबूद्वीप में चक्रवर्ती सम्राट् कौन है?" महिला ने पूछा।

सज्जन ने हँसते हुए कहा, "आपकी भाषा और आपके सवाल सुनकर लगता है कि आप पिछले जमाने से आई हैं। आखिरी चक्रवर्ती सम्राट् तो विदेशी अंग्रेज ही थे। पूरे देश को लूट खा गए थे, इसलिए देश ने यह सोचा कि देश को लूटने का मौका विदेशियों को नहीं, देशवासियों को ही मिलना चाहिए। इसलिए हमने जनतंत्र की स्थापना की। अब शासन सरकार चलाती है।" सज्जन की बातें बता रही थीं कि वह विरोधी पार्टी के कार्यकर्ता थे। अकसर सत्ता पक्ष वाले जनतंत्र को जनता का शासन बताते हैं और विरोधी पक्ष वाले लूट का शासन। सत्ता बदलने पर तर्क वही रहते हैं, पर लोग बदल जाते हैं।

महिला को यह सभी समझ नहीं आ रहा था। उसने सीधा सवाल किया कि "मुझे सरकार से मिलना है, कुछ शिकायत करनी है।"

सज्जन ने कहा, "सरकार से तो हर किसी को शिकायत करनी होती है और हर किसी को सरकार से ही शिकायत होती है। रहने दीजिए, बड़ा लंबा खेल है।"

महिला ने हैरत में पड़ते हुए पूछा कि "आर्यावर्त में ये क्या हो रहा है?"

सज्जन ने नजरें टेढ़ी करते हुए कहा, "ये आर्यावर्त नहीं, भारत है।"

सज्जन और महिला, दोनों सोच में डूब गए। सज्जन सोच रहे थे कि जरूर उनके साथ मजाक किया जा रहा है। आजकल यू-ट्यूब के लिए फिरकी लेने वाले बड़े वीडियो बनते हैं। किसी को शिकार बनाकर हँसी उड़ाओ और फिर यू-ट्यूब पर डाल कर पैसे कमाओ। सज्जन को कैमरा नहीं दिखा, न ही महिला के चेहरे पर हास्य का भाव। उन्होंने फिर सोचा कि क्या महिला ने ज्यादा किताबें पढ़ ली हैं? उन्होंने सुना था कि ज्यादा किताबें पढ़ लेने वालों का सिर घूम जाता है। वे अकसर ऐसी बेतुकी बातें करते पाए जाते हैं।

उधर महिला सोच रही थी कि 'भारत' नाम तो पहले भी सुना था। महाप्रतापी राजा भरत के नाम पर इस देश का नाम भारत पड़ा है। महिला ने पूछा कि आप इतना बता दो कि भारत में किससे शिकायत करनी होगी?

सज्जन ने कहा, "आप जिद कर ही रही हैं तो वे सामने बाबू खड़े हैं, उनसे मिल लो। अपनी बात कह दो, अगर सुन लें तो। बड़े अफसर हैं। अगर न सुनें तो उस घाट पर टैंट लगा है, वहाँ इलाके के बड़े नेता आए हुए हैं। उन्हें अपनी शिकायत कह देना।"

महिला तुरंत पहुँची बड़े बाबू के पास। बाबू किनारे पर खड़े होकर घाट निर्माण का जायजा ले रहे थे। उसने कहा कि मुझे कुछ शिकायत करनी है।

बाबू ने बिना देखे कहा कि "हाँ जी, लिखकर भेज दो।"

महिला ने कहा कि "लिखकर भेजना नहीं आता मुझे। आप दो मिनट सुन लें तो अभी सारी व्यथा कह दूँ।"

बाबू ने घूरती हुई नजरों से देखा—"अनपढ़ हैं? किसी की मदद से याचिका लिखवा लीजिए, हमारे दफ्तर भेज दीजिएगा।"

महिला ने फिर कहा कि "आप देखिए किस तरह सभी यहाँ गंदगी फैला रहे हैं, समझाइए इन्हें।"

इस बार बाबू ने चश्मे से ऊपर से घूरते हुए कहा, "हाँ, हाँ पता है, हमने नियम तो बना दिए हैं। उसका पालन कोई नहीं कर रहा तो बताइए, क्या करें? अच्छा, आप इन लोगों के नाम लिखकर शिकायत दीजिए, हम कार्रवाई की अनुशंसा कर देंगे।" बाबू ने अपने कनिष्ठ को इशारा किया।

कनिष्ठ तुरंत याचिका लिखवाने बैठ गया। "सेवा में···महोदय, मैं···"

"अपना नाम बताइए।"

"गंगा"

"पति या पिता का नाम।" गंगा ने उत्तर दिया—"शांतनु।"

कनिष्ठ अधिकारी ने इस बार शक की निगाहों से देखा। "मजाक कर रही हो? अच्छा, अपना आधार कार्ड दिखाओ।" गंगा ने हैरानी भरी निगाहों से देखा। कनिष्ठ अधिकारी का शक पक्का हो गया, "आधार कार्ड नहीं है? हम्मम! चलो पासपोर्ट, ड्राइविंग लाइसेंस, राशनकार्ड, वोटर कार्ड कुछ भी दिखाओ, हमें पहचान पक्की करनी है।"

गंगा ने फिर हैरत भरी निगाहों से देखा। कनिष्ठ अफसर ने तुरंत बाबू की

तरफ देखा और चिल्लाया, "घुसपैठिया लगती हैं, देश का कोई पहचान-पत्र नहीं है।"

मामला गंभीर होते ही गंगा ने आगे बढ़ने में भलाई समझी। पीछे चीख-चिल्लाहट मच रही थी। लग रहा था कि वाकई कुछ गंभीर हो गया है।

अब गंगा की आस नेता से टिक गई। वैसे नेता क्या होता है, इसका अंदाजा गंगा को नहीं था, इसलिए लगा कि शायद राजा जैसा ही कुछ होगा। वह लोगों की गंदगी की शिकायत करने नेताजी तक पहुँच गई। गंगा को गंगोत्री से हरिद्वार तक मिली गंदगी की शिकायत करनी थी। लोगों के पाखाने और पाखानों को साफ करने का एसिड गंगा में बहाया जा रहा था। नदी किनारे पुण्य बटोरने में लगे लोग साथ लाए सारा कचरा नदी में डाल देते थे। डुबकी लगाने की बात अलग, डुबकी लगाने के बाद पुराने कपड़े नदी किनारे छोड़ जाते थे, जो फिर नदी में मिलते थे। कुछ लोग घाट पर कपड़े धो रहे थे तो थोड़ा-सा आगे भैंस भी नहलाई जा रही थीं।

नेताजी का मंच थोड़ा-सा आगे लगा था। नेताजी शिकायतें सुन रहे थे।

होटल मालिक—"हर-हर गंगे। मुझे बस यह कहना है कि आजकल एन.जी.टी. के आदेश के बाद सख्ती बहुत बढ़ गई है। जरा सा पानी निकलता दिखे नहीं कि नोटिस लग जाता है। हम यह कह रहे हैं कि गिनती के 17 होटल हैं, जिनका पानी गंगा में गिरता है। हमारे जरा से पानी से क्या बिगड़ेगा गंगा मैया का? जरा छूट मिल जाती? आप ही माई बाप हैं, कुछ कीजिए।"

वहीं हरिद्वार से ऋषिकेश तक गंगा किनारे आश्रम फैले हुए हैं। यहाँ सुबह और शाम रोज गंगा आरती होती है। संत महाराज के अपने तर्क थे—"महाराज, देखो जी, हम साधु-संत लोग हैं। माँ गंगा की गोद में पले-बढ़े हैं। हम क्यों गंदा करेंगे? एक छोटी सी नाली निकलती है गंगा में, कोई सीवर थोड़े ही है? गंगा मैया सब साफ कर देती हैं। महाराज, देखो साधु-संतों को तंग किया तो आपके लिए अच्छा नहीं होगा।"

दुकानदारों के नेता तो और भी आक्रामक थे।

"देखो जी, हम यहाँ धंधा करें कि सफाई करते फिरें? बाहर डस्टबिन

लगा दिए, अब लोग नहीं डालते तो हम क्या करें? इस बहाने हमें तंग क्यों किया जा रहा है? देखो जी, अगर हमने हड़ताल कर दी तो कोई देखने भी नहीं आएगा गंगा मैया को।"

गंगा ने किनारे खड़े होकर ये सारी बातें सुनीं। उसे समझ नहीं आया कि नेताजी के सामने अपनी बात कहे या नहीं, पर उन्होंने हिम्मत करके मंच से उतरते नेताजी को पकड़ ही लिया।

चुनाव नजदीक थे तो नेताजी एक-एक की एक-एक बात सुनने को तैयार थे। गंगा ने बताया कि कैसे नदी में सीवर लाइन डाली जा रही है, कचरा बहाया जा रहा है। नेताजी ने सुना और बोला, "माताजी देखो, ऊपर से गंगा को साफ करने के आदेश हैं। गंगा को साफ रहना चाहिए, ये हम भी मानते हैं, पर इलाके के लोग अपनी सुविधा पहले देखते हैं। उनकी सुविधा का खयाल रखना मेरी जिम्मेदारी है।"

इतने में गंगा की शिकायत लिखने वाला कनिष्ठ बाबू दौड़ा-दौड़ा सभा स्थल तक पहुँच गया। उसने तुरंत नेताजी को बताया कि गंगा के पास वोटर आई.डी. कार्ड नहीं है। नेताजी ने तुरंत मुँह बिचकाते हुए कहा—"कहाँ-कहाँ से आ जाते हैं लोग, टाइम खराब करने?"

वहीं, हरिद्वार में संध्या का वक्त हो चुका था। गंगा और उसके सवालों को पंडाल में छोड़कर सभी दुकानदार, साधु-संत, होटल मालिक नेताजी को साथ में लिये हर की पैड़ी पर पहुँचे और सभी ने मिलकर समवेत स्वर में गाया—

ॐ जय गंगे माता, मैया जय गंगे माता।
जो नर तुमको ध्याता, मनवांछित फल पाता॥
ॐ जय गंगे माता॥
चंद्र सी ज्योति तुम्हारी, जल निर्मल आता।
शरण पड़े जो तेरी, सो नर तर जाता॥
ॐ जय गंगे माता॥

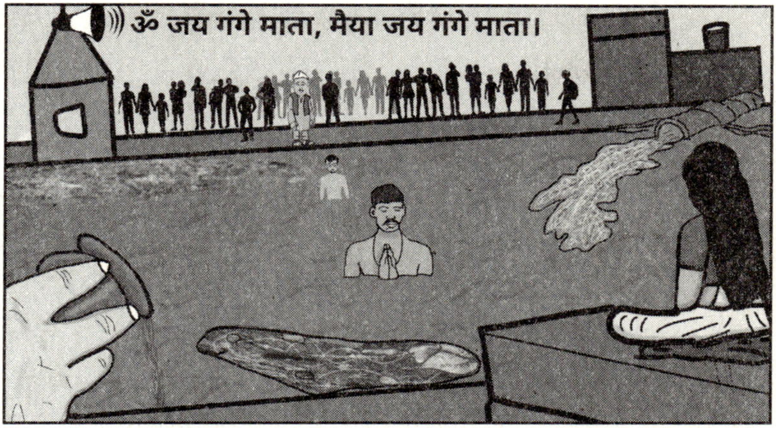

गंगा की व्यथा समझिए

गंगा को जब माँ कहते हैं तो उसकी खास वजह है। 2500 किलोमीटर में बहने वाली गंगा लगभग 40 करोड़ लोगों को अपने जल से पोषित करती है। लगभग एक तिहाई आबादी गंगा के आँचल में पलती है। गंगा के बेसिन में देश के तीस फीसदी जल-संसाधन मौजूद हैं। संस्कृति और धर्म के लिहाज से भी गंगा भारत की सबसे पवित्र नदी है।

इतना होने के बाद भी देखिए हम गंगा के साथ क्या कर रहे हैं, गंगा बेसिन में करीब 12 हजार मिलियन लीटर सीवेज रोज निकलता है, जबकि सीवेज शोधन की क्षमता सिर्फ 4 हजार मिलियन लीटर प्रति दिन की है। उद्योगों से निकलने वाले पानी में गंगा को जहरीला बनाने वाले रसायन होते हैं। यही वजह है कि गंगा का पानी कई जगह पीने या नहाने लायक छोड़िए, खेती लायक भी नहीं बचा है।

चलिए, इतना मान लेते हैं कि इसे सुधरने में वक्त लगेगा। सरकारी योजनाएँ अमल में आने में कई साल लगेंगे, पर जो हम आज कर सकते हैं उसे करने से पीछे क्यों हटें?

धर्मगुरु लगातार कह रहे हैं कि हवन, पूजा से निकलने वाली सामग्री गंगा में प्रवाहित न करें। गंगा में डुबकी लगाएँ तो नहाने के बाद गंगा किनारे

कपड़े न छोड़ें, लेकिन हम ये भी सुनने को कहाँ तैयार हैं? घाट पर डुबकी लगाने जाते हैं तो प्लास्टिक बोतलें और बैग पीछे छोड़ आते हैं। बताइए, इसमें सरकारें क्या कर सकती हैं? गंगा में कपड़े धोने, अधजले या बिना जले शव बहाएँ तो इसमें सरकार क्या कर लेगी?

'नमामी गंगे अभियान' के तहत 20 हजार करोड़ का प्रावधान किया गया है, जिसमें सीवेज ट्रीटमेंट प्लांट, घाटों का विकास करना, नदी की सतह को स्वच्छ रखना और किनारों पर पेड़-पौधे लगाना शामिल है। ये तब तक सफल साबित नहीं होंगे, जब तक गंगा को माँ मानने वाले करोड़ों भारतीय अपनी जिम्मेदारी नहीं समझेंगे। वर्ल्ड बैंक की वर्ष 2011 की रिपोर्ट में माना गया है कि जनता की भागीदारी की कमी गंगा को स्वच्छ करने के लिए किए गए पिछले प्रयासों के असफल रहने का कारण था।

खुद नमामि गंगे प्रोजेक्ट में माना गया है कि गंगा में प्रदूषण से जल से उत्पन्न होनेवाली कई बीमारियाँ फैल रही हैं, जिसमें हैजा, डायरिया, हेपिटाइटिस, टाइफाइड, गॉल ब्लैडर की बीमारियाँ और अमीबा से होनेवाली पेचिश शामिल हैं। इंडियन काउंसिल फॉर मेडिकल रिसर्च के तहत नेशनल कैंसर रजिस्ट्री प्रोग्राम की रिसर्च में सामने आया कि गंगाजल में मिले जहरीले रसायनों से कैंसर हो सकता है। रिसर्च के मुताबिक, गंगा के किनारे रहनेवालों में गॉलब्लैडर का कैंसर, किडनी, लीवर और यूरेनरी ब्लैडर की बीमारी बाकी भारत के मुकाबले औसतन ज्यादा पाई गई।

गंगा की सफाई सिर्फ धर्म से जुड़ा मसला नहीं है, बल्कि आर्थिक और सेहत का एजेंडा भी है। गंगा को जीवित प्राणी की तरह प्यार करें तो बदले में गंगा भी जीवन देगी। नहीं तो हम खुद अपने पैसों की बरबादी कर मौत को आमंत्रण दे रहे हैं।

http://timesofindia.indiatimes.com/india/Ganga-is-now-a-deadly-source-of-cancer-study-says/articleshow/16842966.cms

□

स्वर्ण जयंती पार्क

शहर के सबसे बड़े स्वर्ण जयंती पार्क के बाहर जमघट लगा था। पूरे पार्क को कनात से ढका जा रहा था। ऐसा लग रहा था, जैसे पूरे पार्क के अंदर चलने वाले काम को छिपाने की कोशिशें की जा रही हों। पार्क शहर की सबसे चलती-फिरती सड़क के साथ ही लगा था। सो हर आता-जाता शख्स रुक-रुक कर पूरी कारवाई को देख रहा था। उसके बाद सवाल हो रहे थे, जिसे काम में लगे लोग टाल रहे थे।

"भइया, काह है रह्यो है?"

"कछु नाय बस नैक सफाई है रही है।"

"मोकूं उल्लू समझ रखो है काह, कनात लगकै सफाई होती होगी?"

"कछु नाय, नैक जों ही चल रह्यो है।"

"इतकूं कोई मंत्री आ रह्यो है जा फिर कोई ब्याह दीखे।"

सही जवाब नहीं मिला तो संदेह और बढ़ गया। चंद कदमों की दूरी पर बस स्टॉप था। बस से उतरते ही लोग पार्क तक पहुँच रहे थे। भीड़ इकट्ठा हो रही थी। स्वर्ण जयंती पार्क जब बना था, तभी आखिरी बार इतनी भीड़ लगी थी। तब से इस पार्क पर किसी ने इतना ध्यान दिया ही नहीं। आज पार्क नई दुल्हन जैसा लग रहा था। हर कोई उसकी मुँह दिखाई के लिए बेकरार था। खबर आस-पास की कॉलोनियों में ऐसी फैली, जैसे कूड़ा जलाने पर धुआँ फैल जाता है। सच जानने के लिए हर किसी का दम घुटने लगा। कनात लगाने वालों ने सुरक्षा के लिए पुलिस को भी बुला दिया था।

कनात लगाने का काम देख रहा था एक नौजवान। सूट-बूट और काले

चश्मा लगाए वह अपनी गाड़ी के पास खड़ा होकर निर्देश दे रहा था। आस-पास कुछ बाउंसरनुमा लोग भी खड़े थे। जिस तरह मजदूर लगे थे, जिस तरह पुलिस आई, उससे हर किसी को यकीन था कि यह कोई बड़ा आदमी है। लोग एक नजर उस नौजवान को, और दूसरी नजर में पूरे पार्क को देख रहे थे। समझ में किसी की नहीं आ रहा था। जब कुछ समझ नहीं आता तो दिमाग की फितरत है, उस खाली स्थान को भरने के लिए तमाम तिकड़म लगा देता है। यहाँ भी तरह-तरह की कहानियाँ फैलने लगी थीं।

एक ने कहा—"भइया, मोय जै लग रहयो है कि पारक पै कब्जा करो जा रहयो है"

दूसरे ने कहा—"जै तो मोय बिजनेसमैन सो लग रहयो है। पारक खरीद लियो काह ?"

तीसरे ने कहा—"बिल्डिंग बनेगी दीसे"

कहानियाँ चंद घंटों में पक्की खबरों की तरह फैल गईं। इलाके के छुटभैया गुंडे इसे उगाही के मौके के तौर पर देखने लगे।

गला खँखारते हुए, गले में गमछा डाले हुए एक आदमीनुमा गुंडा आगे बढ़ा और जोर से पूछा कि "काह है रह्यो है ?" काले चश्मे वाले नौजवान ने कोई जवाब नहीं दिया। गुंडे ने और जोर से गला खँखारा और पहले से भी तेज आवाज में पूछा, "काह है रह्यो है ?" नौजवान ने एक बार उसकी तरफ देखा और बिना जवाब दिए नजरें फेर लीं। इस बार उसने जोर से पूछा, "बताओगे कि नहीं ?" जवाब दिया नौजवान के बाउंसरों ने। गुंडे को बाजुओं से उठाकर भीड़ के बीच फेंक आए। भीड़ को यकीन हो गया कि कुछ-न-कुछ गड़बड़ है। तुरंत ही इलाके के पक्ष और विपक्ष के नेताओं को फोन घरघराए गए। नेता लोग इंतजार में बैठे ही थे, तुरंत पहुँचे और एक सर्वदलीय प्रतिनिधिमंडल बनाया गया, ताकि उस बाउंसर वाले नौजवान से बातचीत कर मामले को सुलझाया जाए।

सवाल दागा गया—"भैया कौन हो और क्या कर रहे हो ? किसकी परमिशन से काम हो रहा है ?"

नौजवान—"मेरा नाम विजोय सोरकार हैं और भारत सरकार के एलियन डिपार्टमेंट से आया हूँ।"

सभी नेता चौंक गए। "ये कौन सा डिपार्टमेंट है? कभी नाम नहीं सुना। यहाँ कर क्या रहे हो?" सम्मिलित सवाल निकला।

विजोय—"हमें खबर मिली है कि कल रात यहाँ कुछ एलियन आए थे और यान से काफी सामान छोड़कर गए हैं। लेकिन इस बात को अपने तक ही रखिएगा।"

नेता पहले से भी ज्यादा चौंक गए। "किस तरह का सामान?"

"अभी हमारा डिपार्टमेंट पूरी मशीनों के साथ आनेवाला है। पर जो भी एलियन छोड़कर गए हैं, वह कीमती है।" विजोय ने कहा।

"सोने से भी कीमती?"—पहले नेता ने पूछा।

विजोय—"हाँ"

"हीरे से भी कीमती?" दूसरे नेता की आँखें फैल गई थीं।

विजोय—"हाँ, क्योंकि वह दुर्लभ है। जो कम है, वो महँगा होता ही है।" विजोय ने जवाब दिया।

नेता लोग तुरंत लौटे और तुरंत अपने शागिर्दों को बताया कि फावड़े, बोरे लेकर स्वर्ण जयंती पार्क पहुँचो, एलियन खजाना है, लेकिन जो लाओ, छिपाकर लाना। किसी को बताना नहीं। वहीं भीड़ ने नेताओं से सवाल किया तो उन्होंने जवाब दिया कि सरकारी काम हो रहा है, घबराने की जरूरत नहीं। हमने चैक कर लिया है।

भीड़ में से एक ने पूछा—"ब्याह है न रहयो, मंत्री विधायक आ न रहयो...फिर है कहा रहयो है?"

दूसरे ने कहा—"पारक तो बस नाम कौ है...है तो जै पूरो कूड़ेदान ही... जामै काह काम है जाएगौ?"

तीसरे ने पूछा—"तुम जा तो कछु छुपा रहयो हो जा फिर जहाँ कछु बड़ो ही गड़बड़ घोटालो दीखे।"

इस बीच शागिर्दों ने अपने शागिर्दों को बताया कि एलियन खजाना लेने

चलना है, तुरंत ट्रैक्टर-ट्रॉली लेकर आना। बोरे, कुदाल मजदूर ले आओ लेकिन किसी को बताना नहीं। देखते-ही-देखते ये ओपन सीक्रेट हो गया था। हर किसी ने अपने नंबर बनाने के लिए अपने परिचित को बताया और परिचित ने अपने परिचित को बताकर नंबर बना लिए।

स्वर्ण जयंती पार्क के बाहर खड़ी भीड़ बेसब्र हो गई थी। लोगों ने अपने घरों में फोन कर डाले थे। कॉलोनी के अंदर तो और गड़बड़झाला हो चला था। लोगों ने रिक्शे बुक करने शुरू किए, रिक्शे खत्म हुए तो टैंपो और फिर ट्रक तक बुक हो गए। अगले आधे घंटे में आस-पास की और आस-पास के आस-पास वाली कॉलोनियों में भगदड़ मच गई थी। बोरों और फावड़ों का किराया आसमान छूने लगा था। लोगों ने खरीदने की सोची तो दस रुपए की बोरी की कीमत सौ रुपए हो गई थी। कॉलोनी का हर परिवार घर में ताला लगाकर दौड़ पड़ा था, बोरे नहीं मिलने पर कुछ लोगों ने तो चादरें उठा ली थीं। कुछ ने बच्चों के स्कूल के बैग खाली करा लिए।

नेताजी के शागिर्द ट्रैक्टर-ट्रॉली की अगली सीट पर बैठकर पार्क में दाखिल हुए ही थे कि भीड़ के सब्र का बाँध टूट गया। सभी लोग बेतहाशा ऐसे दौड़े जैसे मैराथन में दौड़ रहे हैं। पुलिस वाले अनहोनी की आशंका से तुरंत पीछे हट गए। कनात लगाने का काम बीच में रोककर मजदूर भी भीड़ में शामिल हो गए। हर कोई एलियन खजाना तलाश रहा था।

खजाना किस तरह का था, यह किसी को एहसास नहीं था। पर इतने लोग तलाश रहे हैं तो खजाना जरूर होगा, यही सोचकर हर कोई भाग-दौड़ करने में लगा था।

एक मलबे के ढेर पर तो लड़ाई हो गई।

"…जै मेरे मकान को मलबा है," कृष्णकांत ने कहा।

लकी अग्रवाल बोला, "ऐसो है जै मेरी जगह है, दुकान को कूड़ो-कबड़ो मैं रोज जई में डारूँ।"

तीसरे ने कुछ कहा नहीं। बस, मलबे को बोरे में भरने में जुट गया। दोनों

ने देखा लड़ाई करने का कोई फायदा नहीं, उन्होंने भी कंपीटिशन में मलबे को अपनी-अपनी गाड़ियों में भरना शुरू कर दिया। कंपीटिशन में हम अकसर ऐसे काम कर जाते हैं, जो होश रहते हुए शायद कभी न करें। यहाँ तो बोरे भरने का कंपीटिशन शुरू हो चुका था। लोगों को लग रहा था कि यहाँ छान-बीन करने का वक्त बचा ही नहीं है। ऐसे में घर जाकर आराम से देख पाएँगे शायद हमारे हिस्से में कोई खजाना आ ही जाए। क्या पता खजाना कुछ नीचे दबा हो? हवा में धूल उड़ रही थी। आस-पास की दर्जनों कॉलोनी के लोग बोरे भरने में जुटे थे। लोगों के आने का सिलसिला जितना तेज हो रहा था, उतनी तेजी से लोग बोरे भर रहे थे।

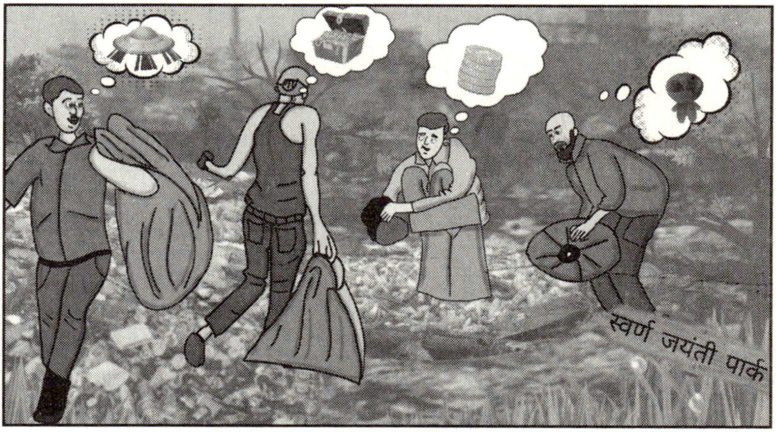

एक पुरानी प्लास्टिक की बोतल फेंकता तो दूसरा उसे भर लेता। पहले वाले को अफसोस होता कि अगर उसने भरा है तो जरूर बोतल में कुछ रहा होगा। वह और शिद्दत से भरने का काम शुरू कर देता। एलियन खजाना कैसा होगा, इसका किसी को अंदाजा नहीं था। क्या वह धूल जैसे महीन कणों में होगा? वह दिखता कैसे होगा? उसकी खुशबू कैसी होगी? भीड़ के पास इन सवालों के लिए वक्त ही नहीं था।

राम खिलाड़ी के हाथ में जो प्लास्टिक का थैला आया, वह आरिफ ने एक महीने पहले बच्चे की जन्मदिन की पार्टी के बाद फेंका था। आरिफ

के हाथ में आए कुलजीत के फेंके फटे-पुराने कपड़े। कुलजीत लकड़ी के टुकड़ों को बटोर रहा था, जो राम खिलाड़ी फेंक कर गया था। जॉन के हाथ में जो आया, वह कहना मुश्किल था कि क्या है और किसने फेंका पर वह भयंकर बदबू मार रहा था। पर इस वक्त न देखने का समय था और न सूँघने का। बोरे-के-बोरे भरे जा रहे थे।

विजोय अब भी बाउंसरों के साथ खड़ा था लेकिन इतनी मारा-मारी में वह दखल देने की हालत में नहीं था। चुपचाप वह और पुलिसवाले स्वर्ण जयंती पार्क की हालत देख रहे थे। डर यही था कि मामला कहीं बिगड़ न जाए। वहीं लोग बोरे उठा-उठाकर ले जा रहे थे—कोई स्कूटर पर, कोई साइकिल पर। टैंपो और ट्रक भी भरे जा चुके थे। कुछ घंटों की जद्दोजहद के बाद स्वर्ण जयंती पार्क में ऐसा कुछ नहीं बचा था, जिसे उठाया जा सके। घास तो पहले ही खत्म थी। कुछ पेड़ थे तो लोगों ने उनपर चढ़कर छान-बीन कर ली थी। विजोय सोच रहा था कि वह वापस जाकर क्या कहेगा?

उधर, हर कोई रिजल्ट का इंतजार कर रहा था। घर जाकर बार-बार बोरे खोलकर देखे गए। पर ऐसा कुछ नहीं था, जिससे एलियन खजाना कहा जा सके। अब एलियन डिपार्टमेंट वालों से ही उम्मीद थी। कुछ लोग मामला तलाशने के लिए नौजवान के पीछे लग लिए। नौजवान टाउन हॉल में गया। वहाँ पहले ही कई अधिकारी जुटे थे।

पुलिस अधिकारी—"आज तो हमारे जवानों की जान ही चली गई होती। पूरा शहर पागल हो गया था।"

डी.एम.—"हमने आपकी बात मानी, पर बहुत खतरा था इसमें।"

"पर दिक्कत यह है कि अब जाँच कैसे होगी कि एलियन खजाना किसके घर में हैं?" —विजोय ने हँसते हुए कहा। आस-पास खड़े अधिकारी भी हँस पड़े—"अब तो जाँच वाकई में मुश्किल है।"

इतने में मेयर पीछे से आगे आए। और कहा, "आपका धन्यवाद, आपके प्लान से स्वर्ण जयंती पार्क एक दिन में ही साफ हो गया वरना हमें तो महीनों लग जाते। सबसे मजेदार यह कि वे लोग ही सारा कूड़ा उठाकर ले गए

जिन्होंने पार्क को गंदा किया था।"

विजोय समेत तमाम लोग खिलखिलाकर हँस पड़े। कूड़ा उठ गया था और पार्क साफ हो चुका था। पार्क में सन्नाटा था। फिर कोई एलियन न आए, इसके लिए गेट के बाहर सुरक्षाकर्मी लगा दिए गए।

पार्क को कूड़ेदान मत बनाइए

शहरों में पार्कों का वही काम है, जो हमारे बदन में फेफड़ों का है। कॉलोनी के पार्क अगर हरे-भरे रहेंगे तो बदले में सेहत देंगे। शहरों में पार्क की कल्पना यह सोचकर की गई थी कि इससे बीमारियाँ, अपराध कम होंगे क्योंकि लोगों को पार्कों में आकर शहरी जीवन का तनाव कम करने में मदद मिलेगी। शहरों में गाँवों की तरह खुली जगह नहीं है, इसलिए बच्चों को खेलने-कूदने की जगह मुहैया कराते हैं पार्क।

वैज्ञानिक उलरिच की एक मशहूर रिसर्च है। उन्होंने अस्पताल के मरीजों पर रिसर्च की। ऐसे मरीज जल्दी स्वस्थ हुए, जिनके घर के सामने नेचुरल व्यू यानी प्राकृतिक नजारा था। उन्हें दर्द की दवाएँ कम देनी पड़ीं। स्वस्थ होने में कम वक्त लगा। कंक्रीट के जंगलों के बीच पार्क हमें कुदरत से जोड़ते हैं।

कड़वी सच्चाई यह है कि देश में अधिकांश जगह पार्क दम तोड़ते नजर आते हैं। बड़े पार्क फिर भी साफ मिल जाएँगे, क्योंकि यहाँ कर्मचारियों की तैनाती होती है, पर कॉलोनी के पार्कों की हालत खस्ता है। ऐसे कितने ही पार्क हैं, जिन पर अवैध कब्जा हो गया है या फिर लोग पार्क को मलबा डालने के लिए इस्तेमाल करते हैं। कुछ जगह तो सिर्फ सुविधा के लिए लोग पार्क में कूड़ा डालने लगते हैं, बिना यह जाने कि घर के पास कूड़ेदान बनाना पूरी कॉलोनी में बीमारियों को दावत देने जैसा है। छोटी सी सुविधा के लिए हम बड़ी चीज दाँव पर लगा देते हैं। सैलानी तो जिम कॉर्बेट जैसे बड़े नेशनल पार्क में भी अपना कचरा पीछे छोड़ आते हैं।

वैज्ञानिक कपलैन (2001) ने अपनी रिसर्च में पाया कि अपार्टमेंट में रहनेवाले तब ज्यादा संतुष्ट होते हैं, जब उन्हें आस-पास प्राकृतिक नजारा

दिखे। ओपन लॉन से भी ज्यादा खुशी उन्हें तब मिलती है, जब आस-पास पेड़ लगे हों। अच्छी हरियाली, पेड़ वाली सोसाइटी में आपसी भाईचारा बेहतर देखा गया।

पार्कों को बचाने के कुछ सीधे नियम हैं—

- पहला, पार्क जाएँ तो अपने पीछे कूड़ा छोड़कर न आएँ। यह आपकी जिम्मेदारी है।
- दूसरा, अगर आप पार्क इस्तेमाल कर रहे हैं तो उसकी साफ-सफाई पर ध्यान दीजिए, क्योंकि यह आपकी सेहत से जुड़ा मसला है। अगर कोई गंदगी फैलाता है तो उसे रोकिए या फिर सही जगह पर शिकायत कीजिए।
- तीसरा, पार्कों को नियमित समय पर साफ किए जाने की जरूरत है। नगर-निगम और निवासी मिलकर पार्कों की सफाई के लिए नियमित अंतराल पर अभियान चला सकते हैं।
- ध्यान रखिए, पार्क साफ रहेंगे तो आप भी स्वस्थ रहेंगे। ऑक्सीजन भी मिलेगी, भाईचारा भी बढ़ेगा और बच्चों को बढ़ने का अवसर भी।

□

*(* आभार : अतिचल दुबे कहानी में ब्रजबोली की मिठास घोलने के लिए)*

बाहुबली का निकला दम

पप्पू पहलवान को तो आप जानते ही होंगे। पप्पू इलाके का सबसे दबंग आदमी है। आजकल पप्पू अपने को 'बाहुबली' कहलाना पसंद करता है। कसरती बदन होने से कोई टकराना पसंद नहीं करता, ऐसे में उन्हें खुद जा-जाकर पंगा लेना पसंद है। रास्ते में कार सामने आ गई तो हॉर्न मार-मार कर ही बहरा कर डालते हैं। अगर वह आगे चल रहे हैं तो मजाल है किसी को साइड दे दें? दबंगई ऐसी है कि रेहड़ी-पटरी वालों से बिना पैसे दिए फल खा जाते हैं। लोग कहते हैं कि पूरा स्कूली जीवन उनका दूसरे बच्चों के टिफिन से खाना छीन कर खाने में बीता है। पर फिलहाल पहलवानजी की हवा गुल है। वजह था—एक युद्ध।

भयंकर जंग छिड़ी थी। ये जंग पहले न देखी, न सुनी। दोनों पक्षों में कोई पीछे हटने को तैयार न था। हालत ऐसी जैसे एक इलाके पर कब्जे के लिए रूस और अमेरिका एक-दूसरे पर परमाणु बम ताने खड़े हों। दोनों के टकराव वाला इलाका सीरिया हो गया था। हर मिनट किसी-न-किसी धमाके की आवाज सुनाई देती थी। धमाके की आवाज पप्पू के अलावा आस-पास बैठे दूसरे लोग भी सुन पा रहे थे।

इलाका बिलकुल तबाह हो जाता, इससे पहले ही दोनों पक्षों ने बैक चैनल डिप्लोमेसी का, यानी पिछवाड़े की कूटनीति का सहारा लिया। पहलवानजी सिर्फ युद्ध का एहसास कर सकते थे, बाकी साजिशों का उन्हें जरा भी भान नहीं था।

हाथी के दाँत खाने के अलग और दिखाने के अलग होते हैं। इसी तरह

बहुत सी नीतियाँ हाथी के दिखाने के दाँत सरीखी होती हैं। राष्ट्रीय स्तर पर पार्टियाँ आमने-सामने की टक्कर लेती हैं, पर नीतियाँ वही आगे बढ़ती हैं, जो पिछली सरकार की थीं।

अंतरराष्ट्रीय स्तर पर राष्ट्र ऐसे टक्कर लिये रहते हैं कि दुनिया आज ही खत्म हो जाएगी। वहीं पिछवाड़े की कूटनीति से यह पहले ही तय हो जाता है कि कब किसको कितना गरम होना है? अमेरिका-रूस तो इलाके भी बाँट लेते हैं—दक्षिण का तुम्हारा और उत्तर का हमारा। यह पिछवाड़े की कूटनीति असल दाँतों की तरह होती है, जिससे जनता को दिखाई गई किसी भी नीति को चबाया जा सकता है।

खैर, आज जो जंग छिड़ी थी, वह किसी देश में नहीं थी। धमाके भी बारूद के नहीं थे। ये जंग छिड़ी थी—वायरस और बैक्टीरिया के बीच। दोनों का युद्धस्थल बना था—पहलवानजी का पेट। पेट में भयंकर युद्ध चल रहा था, जिसकी गवाही हर दो मिनट में फूटते बम-पटाखे दे रहे थे। बार-बार टॉयलेट जाने से पहलवानजी पस्त पड़े थे। युद्ध का आज तीसरा दिन था। आखिर वायरस और बैक्टीरिया दबंगई में पहलवानजी से कम थोड़े ही थे?

तबाही के सारे हथियार इस्तेमाल करने के बाद पिछवाड़े की कूटनीति का सहारा लिया गया। वायरस और बैक्टीरिया ने अपने दूतों के जरिये बैठक रखवाई, ठीक वैसे ही जैसे इलाके के गुंडे मांडवाली, यानी समझौते के लिए आपस में बैठते हैं। बैठक का एक ही मुद्दा था कि पहलवानजी के पेट पर किसका राज चलेगा? दोनों एक-दूसरे का रास्ता काट रहे थे, जिससे तबाही में मुश्किल आ रही थी। दिक्कत यह भी हो गई थी कि पहलवानजी के घरवाले डॉक्टर के पास जाने की बातें करने लगे थे। वायरस और बैक्टीरिया को समझ आ गया था कि जो भी करना है, उसे करने का यही वक्त है।

मामला क्योंकि भारत का है, इसलिए बैक्टीरिया की चिंता ज्यादा बड़ी थी। भारत में हल्का पेटदर्द होते ही डॉक्टर सबसे पहले एंटी बायोटिक दे डालते हैं। डॉक्टर एंटी बायोटिक पर ऐसे भरोसा करते हैं, जैसे कसाई अपने छुरे पर। यह अलग बात है कि मर्ज बढ़ता गया ज्यों-ज्यों दवा की। बैक्टीरिया अब

दवाइयों पर भारी पड़ने लगे हैं।

फिर भी क्या पता, डॉक्टर कितनी ताकतवर दवाई दे दे? बैक्टीरिया ने पिछवाड़े की कूटनीति शुरू की। वायरस की तरफ से भी बातचीत को 'हाँ' हो गई। दोनों पक्ष मिले। बैक्टीरिया कुछ-कुछ इनसानों की तरह हैं, आबादी तेजी से बढ़ाते रहते हैं। कुछ अच्छे हैं तो कुछ बुरे हैं पर अकसर बुरे ही ज्यादा ताकतवर होते जाते हैं। वहीं वायरस जोम्बी की तरह होते हैं जो जिंदा नहीं हैं, लेकिन मरे हुए भी नहीं हैं। एक जोम्बी जिस तरह दूसरे को जोम्बी बना डालता है, उसी तरह एक वायरस भी दूसरे सेल में घुसकर उसे जोम्बी यानी अपनी कॉपी बना डालता है।

बैक्टीरिया की तरफ से ई कोली लीडर था। ई कोली सबसे खतरनाक और जाना माना नाम है, जो मांस, पानी से लेकर सलाद तक में मिलता है। ई कोली को यरसीनिया, शिगिला और सालमोनेला बैक्टीरिया का समर्थन भी मिला था। ये सारे बैक्टीरिया खाने-पीने की संक्रमित चीजों से होकर एक के पेट में पहुँचते हैं। संक्रमित चीजों को छूने के बाद हाथ साफ न किए जाएँ तो बैक्टीरिया आराम से नया शिकार खोज लेता है।

वायरस की तरफ से नोर्नो वायरस लीडर बना हुआ था। नोर्नो वायरस को अपने परिवार कैलिसीवायरस के साथ, रोटावायरस और एस्ट्रोवायरस का भी पूरा सहयोग था। अकसर इस तरह के वायरस संक्रमित चीजों को छूने से पेट में पहुँच जाते हैं।

ई कोली बैक्टीरिया—देखो ये जगह छोड़ दो, तुम लोग दूसरी जगह देखो।

नोर्नो वायरस—न रे, हम कहीं नहीं जा रहे, बड़ी मुश्किल से तो यहाँ तक पहुँचे हैं।

ई कोली—देखो ये हालत हमने की है, पहलवान को बेड पर गिरा दिया। दस्त के मारे हाल बेहाल है।

नोर्नो वायरस—रहने दो, हमारी वजह से उल्टी, सिरदर्द हो रहा है।

ई कोली—हमारी वजह से? इसे फूड प्वॉइजनिंग कहा जाता है।

नोर्नो वायरस—रहने दो, जो धमाके हो रहे हैं उसकी वजह हम हैं।

गैस के रूप में जो धमाके निकल रहे हैं ये किसकी वजह से हैं, इस पर कई मिनटों तक बहस होती रही। बात धीरे-धीरे इतनी बढ़ी कि हमले व्यक्तिगत हो गए।

जैसे, वायरस खेमे ने कहा कि अगर मक्खियाँ न हों तो तुम तो बेसहारा हो जाओगे। उनकी टाँगों में चिपककर तुम फैलते हो, वरना तुम्हारी औकात ही क्या है?

पलटकर बैक्टीरिया खेमे से आवाज आई—चुप्प करो कॉपी पेस्ट वायरस! बैक्टीरिया का कद वायरस के मुकाबले कई गुना बड़ा होता है। पर बड़े कद के आगे वायरस कहाँ थमने वाले थे?

रोटावायरस ने आँख तरेर कर देखा तो ई कोली ने डपट दिया कि बड़ों की बातें हो रही हैं, बच्चों में असर दिखाने वाले वायरस न ही बोलें तो अच्छा हो। रोटावायरस तो लगभग रोने ही लगा था कि एडिनो वायरस ने चुप कराया। एडिनो वायरस तो दो साल तक के बच्चों के पेट खराब करता है। रोटावायरस को लगा कि वह कुछ तो सीनियर है।

बैक्टीरिया खेमे ने एक और पलटवार किया कि तुम जोम्बी लोग क्या बोल रहे हो? अपने सहारे एक मक्खी तक तो मार नहीं सकते। वायरस खेमे का दिल तो था नहीं, वरना सीधे वहीं चोट लगती। वायरस ने ज्यादा न बोल कर तुरंत अपनी कई हजार कॉपी बना डालीं। साफ था कि वायरस शायद जुबानी जंग में न जीत पाएँ, लेकिन वे बैक्टीरिया के मुकाबले बहुत तेजी से फैल सकते हैं। लीडर नोर्नो वायरस ने बैक्टीरिया खेमे को अपनी हदों में रहने की हिदायत दी।

इतने में बैक्टीरिया खेमे ने एक न्यूज ब्रेक कर दी। ई कोली ने तुरंत ऐलान किया कि टाइफाइड का बैक्टीरिया साल्मोनेला पहलवानजी की आँतों में प्रवेश कर चुका है। एक रात के आराम के बाद साल्मोनेला ने संख्या बढ़ानी शुरू कर दी है। साफ था कि बैक्टीरिया खेमा लगातार हावी हो रहा था।

टाइफाइड आँतों के अंदर जगह बनाता है और फिर बैक्टीरिया आँतों में ही छेद कर डालते हैं। अगर सावधानी नहीं रखी गई तो मौत भी हो सकती है।

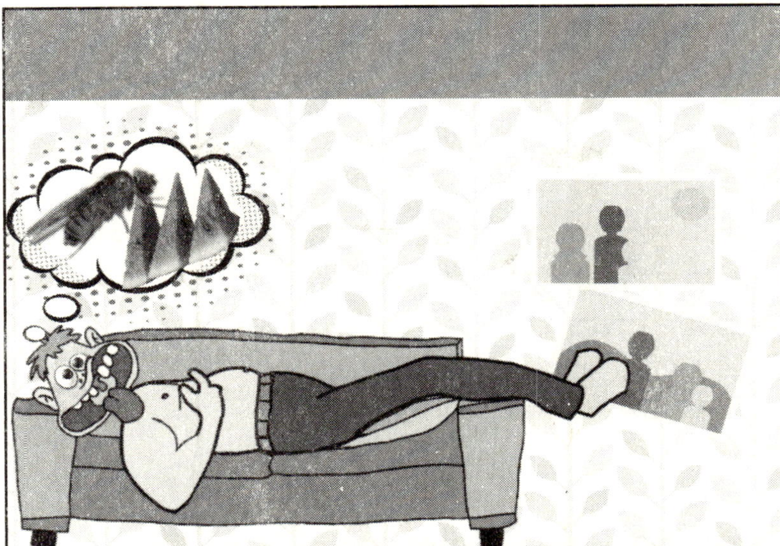

बाहुबली का निकला दम

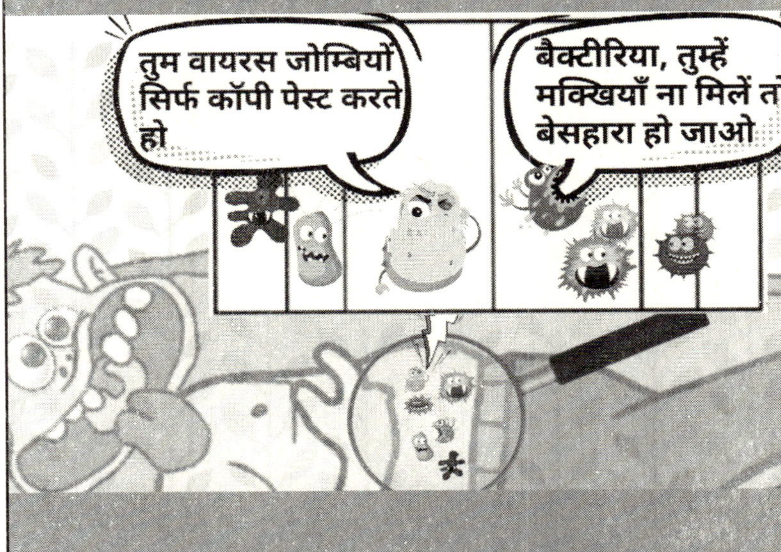

एक तरफ बैक्टीरिया ने मोर्चा खोल दिया था और दूसरी तरफ वायरस खेमे ने भी अपना प्रोडक्शन तेज कर दिया था। इन दोनों की लड़ाई में पहलवानजी का बैंड बज चुका था।

उल्टी दस्त की वजह से खड़े होने की हालत नहीं थी। वे रह-रहकर सड़क किनारे रेहड़ी से कटे और खुले फल खाने की आदत को जिम्मेदार मान रहे थे। पहलवान का दम आधा रह गया था। ORS के घोल ने जैसे-तैसे जिंदगी बचा रखी थी।

बैक्टीरिया और वायरस की पिछवाड़े की कूटनीति फेल हो गई थी। दोनों ने लड़ाई को और तेज कर दिया था। धमाके और तेज हो गए थे। पहलवान को और तेजी से टॉयलेट जाना पड़ रहा था।

बैक्टीरिया और वायरस ने लड़ने का यह अंदाज पहलवानजी से सीखा या पहलवानजी ने उनसे, कहना मुश्किल है।

हाथ धोने का सही तरीका

इस तसवीर के बाद आपको हाथ धोने की अहमियत समझ आ जाएगी।

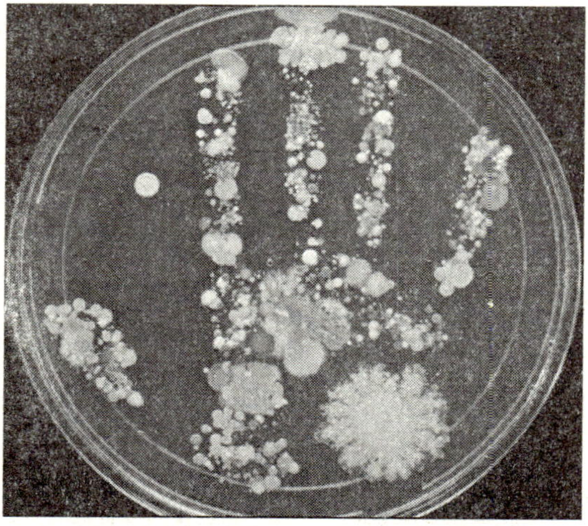

ताशा स्टर्म द्वारा जारी तसवीर

यह तसवीर जारी की है माइक्रोबायोलजी लैब टेक्नीशियन ताशा स्टर्म ने। अपने 8 साल के बेटे के हाथ की जाँच के लिए इस्तेमाल की जानेवाली पेट्री प्लेट पर दिया, जिस पर 'ट्राइप्टिक सोए अगर' रसायन लगा था। यह सैंपल तब लिया गया, जब उसका बच्चा खेलकर लौटा था। कुछ दिन बाद और रोगाणुओं की बस्ती को बढ़ने का मौका देने के बाद लिया गया सैंपल ऐसा दिखा, किसी खूबसूरत तसवीर की तरह। पर ये तरह-तरह के बैक्टीरिया, यीस्ट और फुंगी (कवक) में तब्दील हो गया था। अगर हाथ न धोए जाएँ तो आपकी हथेलियाँ भी कुछ ऐसी ही दिखने लगेंगी।

बैक्टीरिया और वायरस ऐसी चीज हैं, जो आसानी से मरते नहीं है। अगर आपको स्वस्थ रहना है तो इनसे बचने की आदत डालनी होगी। हाथ धोना इनसे बचने का सबसे बड़ा हथियार है। अकसर लोग हाथ या तो धोते ही नहीं हैं। अगर धोते हैं तो सही तरीके से नहीं धोते।

सबसे पहले हाथ को गीला कीजिए, इसके बाद नल बंद कर दें। हाथ साफ करने में जो वक्त लगता है, उसमें पानी को बरबाद करना जरूरी नहीं है।

इसके बाद हाथों में साबुन लगाइए। सिर्फ हथेलियों में नहीं, बल्कि हाथ के पीछे, अँगुलियों के बीच में, नाखूनों में अँगूठे पर। करीब बीस सेकंड तक हाथों को रगड़िए। मन में बीस तक की गिनती कर लें।

इसके बाद साफ पानी में हाथों को अच्छे से धोइए।

इसके बाद हाथों को सूखे कपड़े से पोंछिए या एयर ड्रायर से सुखाइए।

अगर साबुन और पानी नहीं है तो 60 फीसदी या उससे ज्यादा अल्कोहल से बने हैंड सेनेटाइजर का इस्तेमाल कीजिए। बाहर घूमते वक्त हैंड सेनिटाइजर साथ रखें तो कई बीमारियों से बचाव हो सकता है। इस तरह के सेनिटाइजर हाथ में मौजूद कुछ रोगाणु को मार सकते हैं, पर सभी को नहीं। खासकर, चिकनाई भरे या खूब गंदगी भरे हाथों में सेनिटाइजर अधूरा ही रहता है।

याद रखिए, स्वस्थ रहने का पहला कदम है—सफाई। यह सफाई आपकी हथेलियों से ही शुरू होती है।

□

कवि आए पहाड़ के नीचे

लखनऊ के एक रिसॉर्ट में महफिल जमी थी। आगरा से आए दिलबर गुप्ता, कानपुर से पहुँचे रसिक लाल और वाराणसी से आए छेदी दास अपने छंदों के साथ एकदम मुस्तैद थे। कॉलेज के पुराने दोस्त मिल रहे थे। कुछ डॉक्टर बन गए थे, कुछ इंजीनियर थे। कुछ सरकारी नौकरी में अफसरी कर रहे थे। कुछ अपने धंधे में नोट कमा रहे थे, पर ये तीनों कवि के कवि रह गए थे।

कॉलेज के दिनों में ये कवि हुआ करते थे, बरसों बरस बीतने के बाद भी ये कवि ही थे। कवियों में कोई पदवी तो होती नहीं कि ये सीनियर कवि है, ये एसोसिएट कवि हैं, या फिर ये सी.ई.ओ. टाइप कवि हैं। कवि या तो कवि होते हैं या नहीं होते हैं। बीच में कुछ नहीं।

ये तीनों भी कवि थे। दिलबर, रसिक और छेदी लाल की उम्र चालीस की रही होगी, यकीनन वे चालीस साल से कवि नहीं थे, पर चालीस साल वालों से कम भी नहीं थे। तीनों की दिक्कत यह थी कि उनकी कविता रीतिकाल से छायावाद के बीच सिर्फ रोमांस पर घूमती थी। नई कविता और अकविता तो न कॉलेज में कभी पसंद आई और न अब। दोस्तों के बीच तीनों ने एक के बाद एक कविता सुनानी शुरू की। लगभग कंपीटिशन ही हो गया था। कुछ देर बाद हालत यह हो गई कि सुनने वाले भी तीन और सुनाने वाले भी। कॉलेज के दोस्तों के हाजमे की सीमा थी। वे या तो खाना हजम कर सकते थे या ये कविताएँ। उन्होंने कानों की बजाय पेट को काम पर लगा दिया। इधर, छेदी अब भी अपनी तान छेड़े हुए था।

तीनों की पहाड़-समुद्र, पेड़-पत्तों, फूल-खुशबू, प्यार-व्यार की कविताओं से परेशान पुराने दोस्तों ने एक मजेदार प्लान तैयार कर लिया। यह प्लान था—तीनों को एक ट्रिप पर भेजने का। दिल्ली में रहनेवाले सचिन पांडे ने जगह भी तय कर दी और ट्रिप को स्पांसर भी कर दिया। रोमांटिक कवियों को पहाड़ जाने का मौका मिले तो भला छोड़ें कैसे! तीनों की रात की नींद उड़ गई। दोस्त लोग अभी दो दिन लखनऊ में ही टिकने वाले थे, पर तीनों को सुबह-सुबह गाड़ी में बैठाकर पर्वत के ट्रिप पर भेजने का फैसला हो चुका था। थोड़ा खर्च कर सचिन बाबू ने अपने ट्रिप में मस्ती का बीमा कर लिया था।

दिलबर ने अपने लंबे कॅरियर में दर्जनों कविताओं में पहाड़ों का जिक्र किया था हालाँकि वह पहाड़ों का ट्रिप नहीं कर पाए थे। पहाड़ का ट्रिप उनके लिए सपने के पूरे होने जैसा था। छेदी को ऊँचाइयों से डर लगता था, पर फ्री के टूर के सामने उन्होंने अपने डर को ही काबू करने का फैसला कर लिया। रसिक बाबू पहाड़ कई बार होकर आए थे, इस बार उन्होंने मित्र मंडली के चलते ही टूर के लिए 'हाँ' कर दिया।

सुबह गाड़ी का इंतजाम कर दिया गया था। ड्राइवर को पूरी तरह रास्ता समझा दिया गया था। पहाड़ घूमने के बाद घर जाने या वापस लौट आने का विकल्प दिया गया था। सुबह चार बजे टैक्सी में सफर शुरू हुआ। बातों-बातों में इतना पता लगा कि दिल्ली जाना है। तीनों के बीच काफी देर बातें हुईं कि ये दिल्ली में पहाड़ दिखाने हैं या पहाड़ दिखाकर दिल्ली जाना है। तीनों ने दिमाग लगाया कि दिल्ली में सबसे मशहूर पर्वत है—आनंद पर्वत, हालाँकि वहाँ पर्वत जैसा कुछ बचा नहीं है। कुछ-कुछ खयाल आया कि दक्षिणी दिल्ली में कुछ चट्टानी इलाका है, पर वह भी ऐसा नहीं है कि उसे पहाड़ कहा जा सके। सबसे पास है—अरावली पर्वत, जो आजकल अपनी खूबसूरती के लिए कम और फ्लैटों के निर्माण के लिए ज्यादा मशहूर है। निष्कर्ष ये निकला कि हिमाचल या उत्तराखंड जाने के लिए दिल्ली पहुँचना है।

टैक्सी में बैठे-बैठे दिलबर ने पहाड़ों की यादों की शुरुआत की।

चींटी चढ़ी पहाड़ पर···चींटी चढ़ी पहाड़ पर

चींटी चढ़ी पहाड़ पर

आगे क्या भाई?

आगे क्या, बस, चढ़ रही है, पहाड़ बहुत ऊँचे हैं न?

खी-खी-खी-खी

बचपन में चींटी और पहाड़ पर तमाम चुटकुले सुने होते हैं। जिंदगी में बड़े होते-होते ये चीटिंयाँ और पहाड़—दोनों जोक्स से बाहर हो जाते हैं। तब जिंदगी और चींटियाँ सिर्फ परेशान करती हैं, पहाड़ सालाना छुट्टी का कार्यक्रम बनाने के काम आते हैं, पर यह बात कवियों पर लागू नहीं होती।

जिंदगी जैसे पहाड़, तुम्हारी याद देवदार
न मालूम कहाँ है शिखर, राह कहाँ
डगर है कठिन, न अगले पल का गुमां
कंधों पर बोझ भारी और दुश्मन जहाँ
जीवन की तपिश में तुम्हारी मुसकान फुहार
जिंदगी जैसे पहाड़, तुम्हारी याद देवदार

कविता में फील था। छेदी और रसिक ने लंबी साँस ली। तुम्हारी याद देवदार क्या लाइन कही है? वाह भाई!

दिलबर तुरंत बोला, “भाई अभी, लिखी है पाँच मिनट पहले, अभी तो कविता पूरी करनी है।”

छेदी के कविता कोश में लाइनें जमा होनी शुरू हो गईं—

ऐसा क्यों करती है कुदरत
धरा हरी है, आसमान नीला क्यों?
धवल शिखर हैं, पर्वत मटमैले क्यों?
रंग-बिरंगे फूल तो जीवन एकरँगा क्यों
कुदरत है सरल तो इतना अंतर क्यों?
साँप सी राहें हैं, पेड़ क्यों हैं सीधे

चोटी पर बर्फ, तो पत्थरों पर बहता पानी क्यों
पर्वत स्थिर तो प्रकृति प्रतिपल बदलती वेश क्यों
सवाल सरल हैं, पर उत्तर इतने जटिल क्यों ?

रसिक के दिमाग में अब भी नैनीताल का सफर घूम रहा था जहाँ वह बादलों के बीच बस खो ही गए थे। चिड़ियाघर के रास्ते पर चढ़ते हुए मोनाल और ब्लैक बुलबुल को फुदकते हुए देखा था। वहीं पहाड़ियों पर हरियाली के बीच पूरे रास्ते रंग-बिरंगे फूल खिले हुए थे। नैनी झील के ऊपर बनते बादल और फिर हवा के साथ अपनी तरफ बढ़ते बादलों को महसूस किया था। नैनीताल का सोचते ही उनके चेहरे पर मुसकराहट तैर गई।

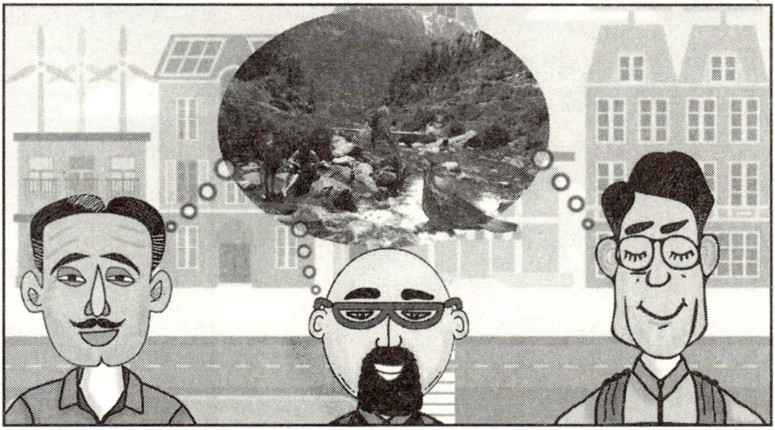

तभी कविताओं से परेशान ड्राइवर ने स्टीरियो पर तेज आवाज में गाना लगा दिया—

"दिल के अरमां आसुँओं में बह गए...हम वफा करके भी तन्हा रह गए।"

इस बात पर तीनों सहमत थे कि टैक्सी ड्राइवरों को सैड सांग काफी पसंद आते हैं। जो गाने आजकल नेट पर भी ढूँढ़ने से नहीं मिलते वे ड्राइवरों की पेन ड्राइव में सेव ही नहीं होते, पूरे रास्ते बजते चलते हैं। तीनों इस बात पर भी सहमत थे कि ड्राइवर कविताओं का कद्रदान नहीं लगता, इसलिए

और कविताएँ नहीं सुनानी चाहिए। सहमति इस बात पर भी थी कि पर्वत सिर्फ ईश्वर या कुदरत बना सकती है, इनसान नहीं और कुदरत के समीप जीने का मजा अलग है। लंबा सफर था, इसलिए थोड़ी थकान चढ़ आई थी। तीनों की झपकी लग गई थी। आँखें एक झटके के साथ खुलीं।

पास से अजीब-सी बदबू आ रही थी। गाड़ी ऊपर चढ़ रही थी तो ही दो-तीन नहरें बहती नजर आ रही थीं, लेकिन नदियों जैसा प्रवाह नहीं था। ऐसा लग रहा था जैसे नाले बह रहे हों। एक के पीछे एक गाड़ी दौड़ रही थी। लग रहा था जैसे किसी शहर में जा घुसे हैं। ऐसा लग ही नहीं रहा था किसी खूबसूरत जगह आए हैं, बल्कि यह जगह खूबसूरती की बिल्कुल उल्टी थी।

आस-पास मौत का तांडव नजर आ रहा था। सड़क की बदबू दिमाग पर चढ़ रही थी। ऐसा लग रहा था कि गाड़ी कूड़े के ढेर पर चढ़ रही हो। बदबू असहनीय होती जा रही थी। तीनों को नाक पर रूमाल रखना पड़ा था।

पहाड़ों की जो रोमानी कल्पना दिलबर की कविताओं में थी, यह पहाड़ उसका एकदम उल्टा था। यहाँ पहाड़ न तो किसी देवदार की यादें दिला रहा था और न ही दिलबर की। गाड़ी टेढ़े-मेढ़े रास्तों पर ऊपर चढ़ रही थी और दिलबर का दिल बैठा जा रहा था।

छेदी लाल का ऊँचाइयों का डर न जाने कहाँ काफूर हो गया था। वह भौंचक्के बैठे थे। अगर यह पहाड़ था तो फ्री में आने का गलत फैसला कर बैठे थे।

रसिक लाल समझ गए थे कि उन्हें गुगली दे दी गई है। आगे लगा बोर्ड सारी कहानी बयाँ कर रहा था। बोर्ड पर लिखा था—गाजीपुर लैंडफिल।

चोटी पर पहुँची टैक्सी से एक पल को उतरे तो तीनों के पैरों के नीचे का पहाड़ खिसक गया। इतना बड़ा भूकंप तो उन्होंने पूरे जीवन में महसूस नहीं किया था। उन्हें ऐसा लग रहा था कि वे कुतुब मीनार पर खड़े हैं, बल्कि इसे 'कूड़े की मीनार' कहना ज्यादा सही होगा।

दिल्ली के गाजीपुर लैंडफिल पर सूरज पूरी तपिश से गरम हो रहा था। पहाड़ की चोटी पर कुछ जानवर घूम रहे थे। ट्रक के ट्रक कूड़ा लेकर पहुँच

रहे थे। ट्रक खाली होते ही कूड़ा बीनने वाले झपट पड़ रहे थे। दर्जनों पुरुष-महिलाएँ, यहाँ तक कि बच्चे भी कूड़े के पहाड़ की चोटी पर कूड़ा बीन रहे थे। चारों तरफ देखा तो आस-पास देवदार के पेड़ों की जगह सीमेंट की बड़ी-बड़ी इमारतें नजर आ रही थीं, जो कूड़े के पहाड़ के आगे छोटी दिखाई दे रही थीं। कूड़े के पहाड़ पर कोई रंग-बिरंगे फूल नहीं थे, बल्कि रंग-बिरंगे पॉलीपैबैग्स का अंबार लगा था। हरियाली नहीं थी, सिर्फ कालिख की चादर हर तरफ फैली दिखाई दे रही थी। यहाँ न तो मोरल का फुदकना था और न ब्लैक बुलबुल की चहचहाहट। यहाँ आसमान पर हर तरफ चील और कौए मँडरा रहे थे। साफ-स्वच्छ हवा में लंबी साँस लेकर बैठने का मन था, पर कूड़े के पहाड़ से उठते धुएँ ने साँस लेना मुश्किल कर दिया था। बादलों के बीच बैठने का जो खूबसूरत ख्वाब था, उसकी जगह उन्हें ऐसा लग रहा था जैसे किसी डरावने सपने में वे पहुँच गए थे।

रसिक बाबू ने दिलबर की तरफ देखा और आँखों-ही-आँखों में पूछा कि दोष किसको दें? सचिन पांडे को जिसने जिंदगी के प्रतीक पहाड़ों का सपना दिखाकर मौत के प्रतीक कूड़े के पहाड़ पर भेज दिया था या उस शहर को दोष दें, जो कूड़े की फैक्टरी बन गया था। या उन लोगों को दोष दें, जो बिना सोचे-समझे पॉलीपैक, पॉलीथीन या ऐसी चीजें इस्तेमाल करते हैं, जो इकट्ठा होकर कूड़े के पहाड़ में तब्दील हो गई हैं। छेदी लाल ने सवाल पूछा—"क्या हम जाग रहे हैं?"

रसिक लाल ने जवाब दिया—"हाँ, जाग गए हैं।"

दिलबर ने पूछा, "दिल्ली ने तरक्की की या विनाश?"

रसिक ने जवाब दिया—"पता नहीं, अगर यही हाल रहा तो देश के हर शहर को यही सवाल अपने आप से करना पड़ेगा।"

तीनों टैक्सी में बैठकर वापस घर की तरफ लौट रहे थे। पहले और अब फर्क यह था कि अब उनके दिमाग में रोमांटिक कविता नहीं घूम रहीं थी।

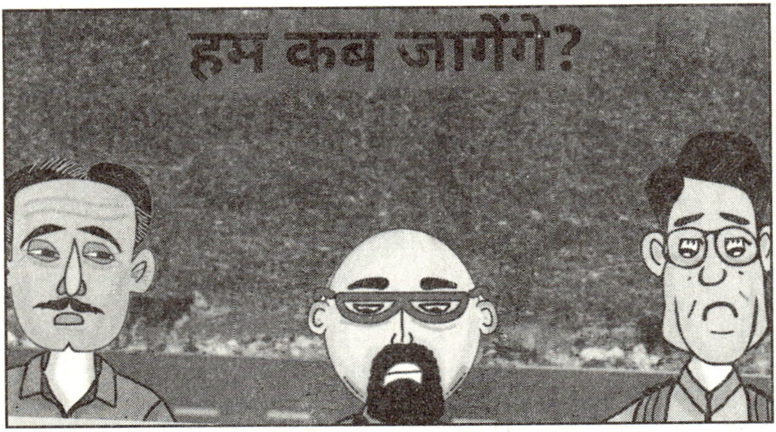

जागिए, वक्त निकल रहा है।

जिस कूड़े के पहाड़ का जिक्र व्यंग्य लेख में हुआ है, वह देश की राजधानी दिल्ली की सच्चाई है। सिर्फ एक नहीं, बल्कि तीन-तीन कूड़े के पहाड़ दिल्ली में खड़े हो गए हैं—भलस्वा, गाजीपुर और ओखला। इन पहाड़ों की ऊँचाई लगातार बढ़ रही है। इसमें मौजूद कूड़ा, सैकड़ों साल तक इसी तरह मुँह चिढ़ाता रहेगा।

दिल्ली नगर निगम अब जागा है। दिल्ली नगर निगम की कोशिश है कि कूड़े को घरों से निकलते वक्त ही अलग किया जाए, क्योंकि इसी तरीके से घर से निकले कचरे का सही इस्तेमाल हो पाएगा। इस काम में देश के हर शहर और हर कस्बे को जुट जाना चाहिए।

शहरी आवादी	37.7 करोड़
शहरों से निकलने वाला कचरा	6.2 करोड़ टन
हर साल कचरा डालने की जगह चाहिए	1240 हेक्टेयर

चरण एक

कूड़े को अलग-अलग करना। ग्रीन वेस्ट या बी.एम.डब्ल्यू.

घरों से जो कूड़ा निकलता है, वह कई तरह का होता है। खराब हुए

फल और उसके छिलके, आलू-प्याज के छिलके, धनिया के डंठल, कागज के टुकड़े, चायपत्ती और ऐसा ही बहुत कुछ। ये सब बायोग्रेडेबल हैं, इसे 'ग्रीन वेस्ट' कहा जाता है। ये न सिर्फ वापस मिट्टी में तब्दील हो जाएगा, बल्कि इससे अच्छी खाद बन सकती है। इसे अलग किया जाना जरूरी है। आमतौर पर घरों से जो कूड़ा निकलता है, उसमें 40 फीसदी सूखा और 60 फीसदी गीला कूड़ा होता है। ये 60 फीसदी गीला कूड़ा जल्दी खाद में बदलने की ताकत रखता है। ये जितनी जल्दी अलग हो जाएगा, कूड़े के पहाड़ों के बढ़ने की गति उतनी ही कम होगी।

प्लास्टिक, रद्दी, लोहा और इस तरह का सूखा कूड़ा

हमारे घरों से रोज गत्ते या कागज के बड़े टुकड़े निकलते हैं, जिन्हें दोबारा नए रूप में ढाला जा सकता है। ये सभी अगर सही जगह पहुँच जाएँ तो रिसाइकिल हो सकते हैं। स्वच्छ भारत के आँकड़ों के मुताबिक, करीब 75 फीसदी कूड़ा रिसाइकिल हो सकता है, जबकि सिर्फ 30 फीसदी हो पाता है। जैसे पुराने गत्ते को रिसाइकिल कर नया बॉक्स बनाने में कम खर्चा आता है, जबकि नया गत्ते का डिब्बा ज्यादा महँगा पड़ता है। कई तरह की प्लास्टिक दोबारा इस्तेमाल में आ सकती है। इसी तरह लोहा, ताँबा जैसी चीजें भी पिघल कर इस्तेमाल हो सकती हैं।

चरण तीन

ई-वेस्ट को सही जगह पहुँचाया जाए

खराब कंप्यूटर, पुराने टी.वी., खराब हुए बल्ब और ट्यूब लाइट—अकसर हम इन्हें भी कूड़े में डाल देते हैं, जो सीधे लैंडफिल पहुँच जाते हैं, लेकिन इनका सही निपटारा बेहद जरूरी है, वरना ये लैंडफिल भरने के अलावा पर्यावरण को बेहद नुकसान पहुँचाते हैं।

जिस कूड़े के पहाड़ की चर्चा हमने व्यंग्य लेख में की है, वह है—गाजीपुर लैंडफिल। गाजीपुर लैंडफिल पूर्वी दिल्ली में आता है, जहाँ करीब

रोज 2,800 मैट्रिक टन कूड़ा निकलता है जिसमें से करीब 2,500 मैट्रिक टन कूड़ा गाजीपुर लैंडफिल पर पहुँचता है। अगर हम पहले तीन चरणों का पालन करें तो कूड़े के पहाड़ के बढ़ने की रफ्तार 75 फीसदी रुक जाएगी।

नोट : *कूड़े के पहाड़ का हिस्सा गिरने से दिल्ली में हुए हादसे में दो लोगों की जान गई है। ये हादसा पहाड़ के ज्यादा बड़े हो जाने की वजह से हुआ। इस हादसे के बाद गाजीपुर लेंड फिल में कूड़ा फेंकने पर कुछ दिन के लिए रोक लगानी पड़ी।*

□

बक-बक बाबा की भविष्यवाणी

भारतीय पुरातत्व विभाग (ASI) को सूचना मिली कि उत्तर प्रदेश के उन्नाव में एक बाबा को फिर से सपना आया है। पुरातत्व विभाग की टीम ने फिर से माथा पीट लिया। उन्नाव में एक बाबा शोभन सरकार के सपने ने ASI की पहले ही काफी फजीहत कराई थी। बाबा ने दावा किया था कि डोंडिया खेड़ा के शहीद राजा राव रामबक्स सिंह के पुराने किले में सोना दबा है। सोना इतना है कि ट्रकों पर ले जाना पड़ेगा। कुछ लोगों, कुछ नेताओं और कुछ मीडिया के दबाव में ASI ने अपना तंबू डोंडिया खेड़ा में गाड़ दिया था। पीछे-पीछे इलाके के लोग और मीडिया के कैमरे भी पहुँच गए थे। देखते-देखते डोंडिया खेड़ा का पीपली लाइव हो गया। मीडिया तो अगली स्टोरी की तरफ बढ़ जाती है, पर ASI के अधिकारियों को अपनी बीवियों तक को जवाब देना भारी पड़ गया था। रिश्तेदार तक ताने मारने लगे कि "बाबू, सोने की कितनी गिन्नी उठाकर लाए?" खाली ट्रक, बेकार घूमते रहे बुलडोजर और मजदूरों की कुदालें तक जैसे मजाक उड़ा रही थीं। वे सारी घटनाएँ अभी अधिकारी और कर्मचारी भूले नहीं थे कि इसी बीच फिर से एक बाबा के सपने की खबर आ गई। इस बार बाबा अलग थे, बाबा का सपना भी अलग।

बाबा का नाम था—बक-बक बाबा। नाम कैसे पड़ा, इसकी कहानी भी दिलचस्प है। बाबा की खासियत है कि वो पूरे दिन मौन व्रत धारण करके रहते हैं। एक शब्द भी मुँह से नहीं निकलता। यहाँ तक कि आशीर्वाद में सिर्फ हाथ उठता है। सत्संग के समय सिर्फ इशारे करते हैं, यह भक्तों

की इच्छा पर रहता है कि वो सत्संग से क्या अर्थ निकालें? वैसे, इस देश में भक्तों की खासियत यही है कि सारा धर्म का ज्ञान उन्हें कंठस्थ रहता है। अगर उन्होंने भगवा चोला धारण कर लिया तो उनके मुखारविंद से जो ज्ञान की धारा बहेगी, वह भी किसी सत्संग से कम नहीं होगी। देश की समस्या सिर्फ इतनी है कि जो ज्ञान पता है वह व्यवहार में नहीं उतर पाता। ऐसे में बहुत से भक्तों को बाबा का मौन व्रत धारण करना ही रास आता था। बाबा एक अंगुली उठाते थे तो भक्त कह उठते कि ईश्वर एक है। बाबा अगर दो अंगुलियाँ उठाते थे तो लोग कहते कि भगवान् के दोनों रूपों की आराधना हो सकती है—साकार और निराकार। बाबा अगर मुँह पर अँगुली रख लेते तो भक्त मान लेते कि उन्हें ध्यान लगाने के लिए कहा जा रहा है। बाबा कोई भी इशारा करें, भक्त उसे किसी-न-किसी आध्यात्म से जोड़ ही लेते। वैसे जब इस देश में निर्मल बाबा के समोसों से कृपा आ सकती है तो बक-बक बाबा का यह तरीका तो आधुनिक कविता की तरह था। लोग अपनी तरह से कविता का अर्थ लगाने के लिए आजाद थे।

अब आप यह सोच रहे होंगे कि इतने मौन बाबा का नाम तो 'मौनी बाबा' होना चाहिए, 'बक-बक' बाबा क्यों? 'बक-बक बाबा' नाम इसलिए पड़ा, क्योंकि बाबा दिन में चुप रहते थे, लेकिन सोते समय उनकी जुबान बंद नहीं होती थी। सोते समय बाबा को चुप कराना मुश्किल था। बाबा की हालत उस शख्स की तरह थी, जो दिनभर बीवी के डर से बोल न पाता हो, पर रात को सोते समय चुप कराना मुश्किल हो जाए। बाबा के सपनों का लाइव टेलिकास्ट सुनने के लिए भीड़ जमा रहती थी। उनके चेले बिल्कुल कान लगाकर बैठे रहते थे। बाबा ने रात क्या कहा, यह इलाके की हैडलाइन हो जाती थी। अकसर बाबा क्या बोलते थे, वह जनता को क्या, उनके चेलों को भी समझ नहीं आता था। फिर भी, वे दुभाषिए की तरह बाबा के मुँह से निकले शब्दों का अर्थ बताते रहते थे। शब्दों का समझ में आना मुश्किल था, इसलिए बाबा का नाम 'बक-बक बाबा' रख दिया था।

इन्हीं बक-बक बाबा ने सोते-सोते कुछ ऐसा बोल दिया था कि वह

इलाके की क्या, देश की हैडलाइन बन गया। बाबा ने किले के पीछे वाले मंदिर में खजाना निकलने का ऐलान कर दिया था। अगले दिन अखबारों ने हैडलाइन छापी—

लोकल अखबार ने छापा

बक-बक बाबा का ऐलान, पुराने मंदिर में बेशुमार खजाना

एक नेशनल अखबार ने छाप मारा

बक-बक बाबा के खजाने की खबर से सनसनी

टी.वी. वाले थोड़ा सा आगे चले गए 15 सेकंड में हैडलाइन लगा दी।

देश को अब मिलेगा बेशुमार खजाना, बक-बक बाबा ने किया ऐलान, उन्नाव के मंदिर में होगी खुदाई।

कैचवर्ड में लिखा गया 'मिलेगा बेशुमार खजाना?' आखिरी में? खड़ा कर जिम्मेदारी से मुक्ति पा ली।

खैर जब टी.वी. चैनल चला ही चुके थे कि उन्नाव में होगी खुदाई तो ASI का सिरदर्द बढ़ना तय था। उसके अगले छह महीने के प्लान में उन्नाव का डोंडिया खेड़ा नहीं था।

वहीं इंटरनेट पर चलती वेबसाइटों ने तो प्रेशर कई गुना बढ़ा दिया।

उन्नाव में खजाना, पढ़िए विस्तार से।

एक दूसरी साइट ने इसे और आगे बढ़ाकर वह लिस्ट भी डाल दी कि संभावित रूप से उन्नाव के प्राचीन मंदिर से क्या-क्या निकल सकता है। जैसे, सोने के सिक्के हो सकते हैं। शिव की प्राचीन मूर्तियाँ हो सकती हैं। हीरे-जवाहरात जड़ी कुछ तलवारें भी निकल सकती हैं। नेट से ढूँढ़ कर मिस्र के पिरामिड से मिले खजाने की तसवीरें भी लगा दी गईं। इतनी जानकारी मिलने के बाद अचानक ट्विटर और व्हाट्स अप भी सक्रिय हो गए। एक राजनीतिक पार्टी के समर्थक इस महान खोज के लिए बधाई देने लगे—'खजाने की बधाई'।

वहीं विपक्षी दल के ट्विटर कार्यकर्ताओं की सुबह-सुबह ट्विटर पर बैठक हुई और बताया गया कि सरकार को किसी हालत में खजाने का श्रेय नहीं लेने देना है। उन्होंने ट्रेंड चलाया—'बाबा का खजाना'।

ए.एस.आई. पहले ही प्रेशर में था, अब तो नेताओं के ट्वीट भी होने लगे

तो मजबूरन फिर से दिल्ली से टीम बुलडोजरों और उपकरणों के साथ निकल ही पड़ी। सर्दी के मौसम में भी गाड़ी में एसी चलवाना पड़ा था, पसीने इसके बाद भी निकल रहे थे।

बक-बक बाबा अभी सोकर उठे ही थे। उन्हें अंदाजा नहीं था कि रात को उनके मुँह से निकले शब्दों ने देश की मुश्किलें बढ़ा दी हैं। कई रिपोर्टरों की छुट्टी रद्द हो गई थी। न्यूज एडिटर्स को आपातकालीन मीटिंग बुलानी पड़ी थी। हर चैनल ने अपनी ओबी वैन रवाना कर दी थी। किसी को अंदाजा नहीं था कि इस बार कितने दिन टिकना पड़ेगा।

खैर, उन्नाव में फिर से जमावड़ा हो गया। ए.एस.आई. ने मंदिर का नक्शा बनाना शुरू किया। अलग-अलग उपकरणों से मंदिर के नीचे का हाल जानना शुरू किया गया। इस बार ए.एस.आई. के अधिकारियों के लिए एक अच्छी खबर थी। देश के लिए खजाना हो या न हो, पर मंदिर के नीचे एक तहखाने की पुष्टि हो गई थी। ए.एस.आई. के लिए यह तहखाना किसी खजाने से कम नहीं था। उसमें कुछ भी हो, वह इतिहास की धरोहर बन सकता था।

इतिहास चाहे व्यक्ति का हो या समाज का, ईंट की दीवार की तरह होता है। एक-एक ईंट से दीवार बनती है, आप एक ईंट हटा दीजिए तो दीवार पूरी नहीं होगी। ए.एस.आई. का काम देश के लिए इस दीवार को पूरी करना है। उसे लगा कि इस खोज से कुछ मिलने की उम्मीद है।

मंदिर के चबूतरे के एक हिस्से को तोड़कर तहखाने में जाने का रास्ता खुलता था। चबूतरे को तोड़ने के लिए छोटी-छोटी हथौड़ियों का इस्तेमाल किया गया। इतना रास्ता बनाया गया कि इनसान तहखाने की सीढ़ियों में जा सके। अंदर घुसते ही अधिकारियों को एहसास हो गया कि यह रास्ता जान-बूझकर बंद किया गया था। अंदर रौशनी जलाई गई। सावधानी के साथ एक-एक कर सीढ़ियाँ उतरी गईं। सीढ़ियाँ चट्टानों के पत्थर से बनी थीं। अंदर ऐसा लगा, जैसे सब सील पैक्ड हो। हवा तक के अंदर जाने का रास्ता नहीं था। पर सीलन की वजह से भयंकर बदबू आ रही थी। साहब को मुँह पर मास्क पहनना पड़ा। करीब 12 सीढ़ियाँ उतरने के बाद कमरा देखा गया। साहब

ने नापा तो करीब 12 बाय 12 का कमरा था। कमरा बिल्कुल खाली था। खजाना क्या अंदर एक सोने की गिन्नी तक नहीं थी। पर दीवार पर जगह-जगह काफी कुछ खुदा था। दीवार के हर पत्थर पर कुछ-कुछ लिखा गया था। अधिकारियों ने राहत की साँस ली। लेकिन बाहर उन्होंने कुछ भी खबर भेजने की बजाय जरूरी उपकरण मँगाए। पानी से दीवारों को साफ कराया। तहखाने में रोशनी की व्यवस्था की। हर दीवार की फोटो ली गई। बाहर जनता जमा थी। अखबार वाले रिपोर्टर मूँगफलियाँ छील-छील कर खा रहे थे तो टी.वी. वाले कैमरों के सामने धड़ाधड़ लाइव दिए जा रहे थे।

"ए.एस.आई. की टीम को अंदर गए एक घंटे से ज्यादा हो गया है। अभी कुछ पानी के गैलन भेजे गए हैं। यह देखिए, कुछ और अधिकारियों की टीम अंदर गई है।" दूसरे चैनल पर लाइव चल रहा था—"सूत्र बता रहे हैं कि टीम के हाथ खजाना लगा है। पर ये खजाना कितना है, यह कुछ देर में सामने आएगा। सूत्र बता रहे हैं कि ट्रक को तैयार कर दिया गया है और किसी भी वक्त बड़ी खुदाई हो सकती है। हमारी कैमरा टीम पूरी कोशिश में है कि तहखाने के अंदर का हाल सबसे पहले आप तक पहुँचाएँ।"

इतने में टी.वी. चैनलों में होड़ मच गई। "यह देखिए, अभी-अभी तहखाने से कोई शख्स बाहर निकला। यह देखिए, उसके हाथ में कैमरा है। जरूर खजाने की एक-एक फोटो खींच ली गई है।" टी.वी. पर ये सब चल रहा था, जिसे बक-बक बाबा भी हैरानी से सब देख रहे थे। उन्होंने हैरानी दरशाने के लिए हाथ घुमाया तो जनता ने जोर का जयकारा लगाया 'बक-बक बाबा की जय, बक-बक बाबा की जय।'

इन सभी से अलग ए.एस.आई. के लेखक अंदर पहुँचे और उन्होंने दीवार पर खुदे को पढ़-पढ़कर लिखना शुरू किया।

'यत च भाव्यं' अर्थात् जो होनेवाला है। लेखक ने एक तरफ संस्कृत में लिखा उतारा, तो दूसरी तरफ उसका अनुवाद भी करता गया।

मनुष्य अपनी मौत का सामान गढ़ेगा
विघटन के पर्वतों का सृजन करेगा

चील–कौए तबाही का तांडव करेंगे
इनसान अपना दुश्मन खुद हो जाएगा
अंतहीन पदार्थ का जन्म होगा
मनुज खुद इसे घर–घर फैलाएगा
यह पदार्थ धरती को लील जाएगा
धरती रहने लायक नहीं रहेगी
समुद्र और पहाड़ भी जहरीले हो जाएँगे

खेतों में मौत बोई जाएगी,
पेड़ों पर जहर फलेगा
पानी पीने लायक नहीं रहेगा,
हवा में साँस नहीं लिया जाएगा

मनुष्य पढ़ेगा तो क्या समझेगा?
धरा, जल, शैल, अनल–आकाश ये जीवन हैं
इन्हें बचाया तो बचेगा मनुज
गँवाया तो मरेगा मनुज

ए.एस.आई. अधिकारी जानते थे कि दुनिया का सबसे बड़ा खजाना उनके हाथ लग चुका है, पर क्या भागती–दौड़ती जिंदगी, कैमरों की फ्लैशलाइट, राजनीतिक नारे और बेसब्री से गिन्नियों का इंतजार करती जनता इस खजाने की अहमियत को समझेगी?

प्लास्टिक का श्राप

यह हैरानी की बात है कि इनसान अपने सबसे बड़े दुश्मन को दोस्त मानकर बैठा है। प्लास्टिक हर जगह मौजूद है—क्रेडिट कार्ड, पानी की बोतल, कोल्ड ड्रिंक्स की बोतलें, सब्जी लाने के बैग, चाकू के हेंडल, बरतन, कूलर और भी न जाने कितने। शिक्षा से लेकर मनोरंजन और अंतरिक्ष से

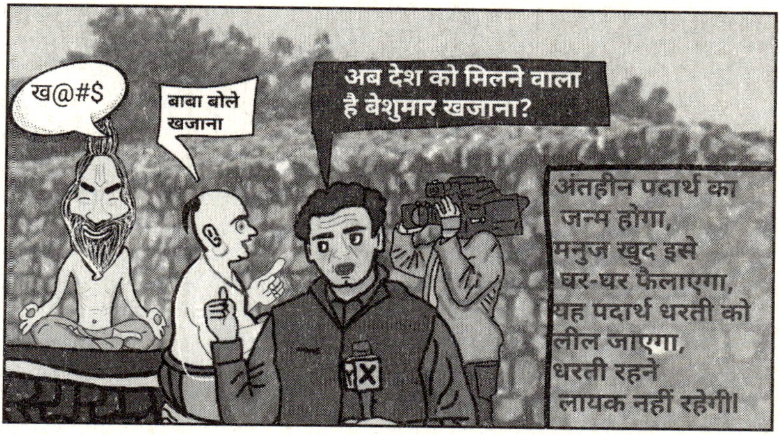

लेकर कंप्यूटर तक, आज प्लास्टिक के बिना जीना मुश्किल नजर आता है।

सरकारी आँकड़ों के मुताबिक, देश में 15 हजार टन प्लास्टिक हर रोज निकलता है। ध्यान दीजिएगा, हर रोज करीब करीब 2,000 ट्रक प्लास्टिक का कचरा निकलता है। इनमें से सिर्फ 9 हजार टन प्लास्टिक दोबारा इस्तेमाल हो पाता है, जबकि 6 हजार टन प्लास्टिक का कचरा इकट्ठा नहीं हो पाता। यह तालाबों में जाता है, नदियों में जाता है, समुद्र में जाता है, जलाया जाता है, मिट्टी में मिल जाता है या डंपिंग ग्राउंड में पहुँच जाता है।

वर्ल्ड इकॉनोमिक फोरम में मैकआर्थर फाउंडेशन और मैकंजी ऐंड कंपनी की स्टडी में सामने आया कि दुनिया भर में 78 मिलियन टन प्लास्टिक की पैकेजिंग का प्रोडक्शन होता है और उसमें से 32 फीसदी समुद्र में जाता है यानी हर मिनट में एक ट्रक प्लास्टिक समुद्र में फेंकी जा रही है। 2050 तक यह चार गुना होने का अंदेशा है, इसका मतलब यह है कि 2050 तक समुद्र में मछलियों की बजाय प्लास्टिक ज्यादा होगी। भारत भी उन टॉप 20 देशों में से है, जहाँ से प्लास्टिक समुद्र में पहुँच जाती है।

यही वजह है कि सरकार ने 2016 में प्लास्टिक वेस्ट मैनेजमेंट के लिए नए नियम बनाए हैं जिसमें प्लास्टिक की थैली के लिए कम-से-कम 50 माइक्रोन की प्लास्टिक को अनिवार्य कर दिया। मोटी प्लास्टिक को इकट्ठा

करना आसान है। साथ ही, प्लास्टिक इस्तेमाल करनेवालों पर भी फीस लगाने का प्रावधान है, जैसे वे दुकान वाले जो प्लास्टिक का बैग देना चाहते हैं तो उन्हें 48 हजार रुपए सालाना देना होगा। साथ ही जो लोग घरों में प्लास्टिक इस्तेमाल करते हैं, उन्हें भी नगर निगम को फीस देनी होगी।

सरकार चाहे जितने नियम बना ले, लेकिन जब तक हम प्लास्टिक के कम-से-कम इस्तेमाल को अपनी जिम्मेदारी नहीं मानते, तब तक प्लास्टिक प्रदूषण कम नहीं होगा। प्लास्टिक की सारी बोतलें दोबारा इस्तेमाल हो सकती हैं, उन्हें जगह-जगह न फेंकें। अगर फिनलैंड में दस में से नौ प्लास्टिक की बोतलें इस्तेमाल हो सकती हैं तो हमारे देश में क्यों नहीं? खराब से खराब प्लास्टिक भी सड़क बनाने में इस्तेमाल की जा सकती है। प्लास्टिक का इस्तेमाल अगर बंद नहीं हो सकता तो ये कोशिश जरूर करें कि प्लास्टिक दोबारा इस्तेमाल हो सके।

ध्यान रखिएगा
मनुष्य पढ़ेगा तो क्या समझेगा?
धरा, जल, शैल, अनल-आकाश ये जीवन हैं
इन्हें बचाया तो बचेगा मनुज
गँवाया तो मरेगा मनुज।

□

गंदगी के महारथी

सूचनार्थ—यह लेख उस खास प्रजाति को समर्पित है, जिसकी बदौलत गाड़ियों से कूड़ा फैलाने की परंपरा आज भी जीवित है। अगर आप भी इस परंपरा के वाहक हैं तो समाज के प्रति आपके योगदान को ध्यान में रखते हुए आप का नाम काले अक्षरों में लिखे जाने योग्य है। आपकी प्रजाति की कीर्ति समाज तक फैले, इसलिए यह लेख लिखा गया है। लेख पढ़ने के दौरान अगर किसी की भावनाएँ उमड़ आएँ, तो आप अपना रूमाल इस्तेमाल कर सकते हैं।

सपकफ : एक संक्षिप्त परिचय

सपकफ (SaPKaF)। सपकफ दरअसल एक प्रजाति के नाम का संक्षिप्त रूप है। विस्तृत रूप से आप इस प्रजाति को सड़क पर 'कचरा फेंकू प्रजाति' कह सकते हैं। यूँ तो पूरे विश्व में इस प्रजाति के सदस्य मिलते हैं, पर भारत में ये बहुतायत में हैं।

भारत के सपकफ

उत्तर भारत में सपकफ प्रजाति के लोग मक्खियों की तरह मँडराते हुए कूड़ा फेंकते नजर आ सकते हैं। हिमालय की वादियों से लेकर हिंद महासागर तक हर भौगोलिक क्षेत्र और हर वातावरण में यह प्रजाति पाई जाती है। हर राज्य, हर धर्म में इस प्रजाति के लोग रच-बस गए हैं।

सपकफ का वर्गीकरण

कार वाले सपकफ

सपकफ प्रजाति समाज में रच-बस गई है। इसे पहचानना मुश्किल है, पर असंभव नहीं, जैसे सड़क पर फर्राटे से निकलती गाड़ी का अचानक शीशा खुलता है और अंदर से नजाकत के साथ एक हाथ सड़क पर कुछ अर्पण कर देता है। चलती कार से फेंका नहीं जाता, बल्कि धीरे से छोड़ दिया जाता है। नजाकत ऐसी कि जो दो अंगुलियाँ इस काम में लगी हैं, उसके सिवा तीसरी को अंदाजा भी नहीं होता कि हुआ क्या ? बेहद शांति से कार के शीशे को नीचे कर चुटकी बजाने से पहले ही इस काम को अंजाम दे दिया जाता है। ये काम सपकफ प्रजाति के लोग ही कर सकते हैं।

सफकफ प्रजाति के लोग गाड़ी में बैठते समय कुछ-न-कुछ खाने की सामग्री साथ लेकर चलते हैं। घर से मुमकिन न हो तो रास्ते में किसी दुकान से कुछ-न-कुछ उठा ही लेते हैं, खासकर चिप्स और बिस्कुट के पैकेट, राम लड्डू, टिक्की, भल्ले-पापड़ी, लिट्टी-चोखा, फ्रूटी, पानी और कोल्ड ड्रिंक्स की बोतलें सबसे फेवरेट आइटम होता है। अगर कुछ न मिला तो रास्ते में टिश्यू पेपर फेंक कर अपना कर्तव्य निभा लेते हैं।

इस प्रजाति को सफाई बेहद पसंद है, लेकिन यह सीमित है सिर्फ अपनी गाड़ी और अपनी सीट तक। पैकेट खाली होते ही यह प्रजाति गाड़ी से गंदगी को तुरंत दूर करती है। गाड़ी की रफ्तार जितनी तेज हो, यह काम उतनी आसानी से होता है। वैज्ञानिक नियम यह कहता है कि गाड़ी अगर साठ की रफ्तार पर चल रही हो तो कूड़ा फेंकने के एक सेकंड के अंदर कचरे से 16 मीटर दूर निकल जाएगी। अगले एक मिनट में गाड़ी एक किलोमीटर दूर निकल आएगी। गाड़ी की रफ्तार जितनी तेज होगी, उतनी ही तेजी से सड़क पर उछलता-तैरता कूड़ा लावारिस साबित होता जाएगा।

सपकप की परंपरा

सपकफ प्रजाति के शख्स ऑटो से लेकर बस और कार से लेकर ट्रेन

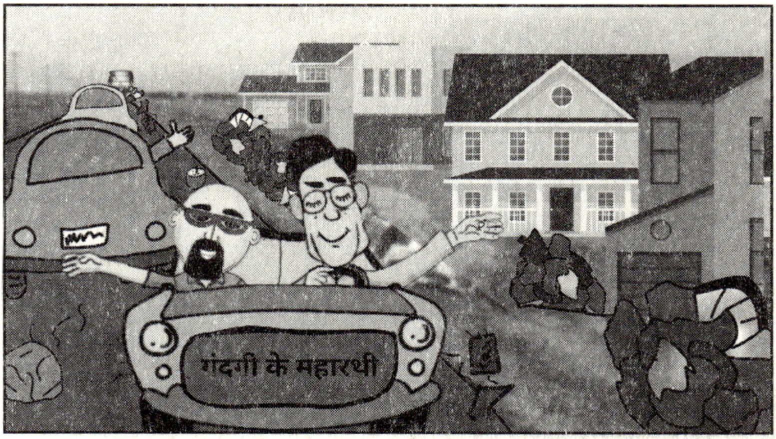

में कहीं भी पाए जा सकते हैं। हवाई जहाज की खिड़की से कुछ न फेंक पाने का दुःख इन्हें जरूर होता होगा। इस प्रजाति में मादा भी हैं और नर भी। यह प्रजाति अगली पीढ़ी को इस हुनर का प्रशिक्षण देने में यकीन रखती है। इसलिए अकसर अपने साथ-साथ बच्चों के हाथों से भी इसे कराया जाता है। हिचकिचाने पर धमकाया या हौसला भी बढ़ाया जाता है। बच्चे एक बार इस कला में पारंगत हो गए तो वे भी खुशी-खुशी इसमें सहयोग करते हैं। वैसे इस प्रजाति के सामने आजकल घोर संकट यह आ गया है कि बच्चे कक्षाओं में अंट-शंट पढ़कर आ जाते हैं और फिर माँ-बाप के सामने किताबों में लिखी बातों को दोहराने लगते हैं।

सपकफ प्रजाति किताबों में लिखी ऐसी किसी बात को नहीं मानती। कहना चाहिए कि सपकफ प्रजाति का भविष्य ही परंपरा को मानने पर टिका है। अगर परंपरा खत्म हुई तो सपकफ प्रजाति को खत्म होने में देर नहीं लगेगी। सपकफ प्रजाति का एक और लक्षण है। वे आपस में इस बात का भेद कभी नहीं खोलते कि वे सपकफ हैं, इससे उनकी प्रजाति के लुप्त होने का खतरा रहता है।

सिगरेट वाले सपकफ

सपकप प्रजाति कार से सिर्फ रैपर, बोतल ही नहीं फेंकती बल्कि वयस्क सदस्यों को अकेले चलते सिगरेट सुलगाने में बड़ा मजा आता है। सिगरेट पीने के बाद सिगरेट के आखिरी टुकड़े को सड़क पर उछाल देने में इस प्रजाति को महारत हासिल है। यह प्रजाति फेंकी हुई चीज को कभी मुड़कर नहीं देखती। सपकफ प्रजाति के परिवार में एक बार तो फेंकने के चक्कर में एक महिला कार से गिर पड़ी, पूरे परिवार ने पीछे मुड़कर कभी नहीं देखा।

तंबाकू वाले जांबाज सपकफ

इस प्रजाति के सदस्यों में कुछ पान और तंबाकू का सेवन कर सपकफ की प्रशस्ति में योगदान करते हैं। यह प्रजाति तो कई बार जान दाँव पर लगाती नजर आती है। मुँह से पिचकारी छोड़ते वक्त ये लोग एक बूँद गाड़ी पर नहीं गिरने देते। चलती कार में दरवाजा खोलकर तुरंत से पिच्च कर दरवाजा बंद करने की कला तो उच्च कोटि के चंद महाशयों के पास ही है। जिस फुरती से सपकफ के जांबाज ये स्टंट करते हैं, उसे देखकर चीन के कई मार्शल आर्ट्स के एक्सपर्ट बेहोश होकर गिर चुके हैं।

बस वाले सपकफ

सिर्फ कार में ही नहीं, बल्कि बसों में भी इस प्रजाति के लोग सफर करते हैं। सपकफ के लोगों को बस की विंडो सीट पर बैठना पसंद है। अगर विंडो सीट न मिले तो बड़ी भावपूर्ण मुद्रा में विंडो सीट पर बैठे शख्स से प्लेट या कोला की बोतल को नीचे फेंकने का आग्रह करते हैं। अकसर आग्रह मान भी लिया जाता है या फिर फेंकने के लिए विंडो खोल दी जाती है। इस प्रजाति का टारगेट ऐसा होता है कि नीचे चल रहा पैदलयात्री या बाइक सवार बच नहीं पाता। कई बार तो बस में बैठकर मुँह में भरी पीक से होली का खेल खेलते हैं। वह अलग बात है कि कई लोग इसका बुरा मान जाते हैं। सपकफ समाज की कोशिश है कि आनेवाली मुश्किलों के लिए लोगों को तैयार करना। तेज

पिचों पर भारतीय बल्लेबाज तेज गेंद छोड़ नहीं पाते। सुझाव यह है कि वहाँ इस प्रजाति के लोगों को यह जिम्मा दे दिया जाए तो हमारे खिलाड़ी कपड़े बचाने की कोशिश में गेंद छोड़ना सीख जाएँगे। इस प्रजाति को अकसर वॉल्वो जैसी शानदार गाड़ियों से दिक्कत महसूस होती। है। वॉल्वो में शीशा खोलने की व्यवस्था नहीं होती ऐसे में पूरे सफर में यह प्रजाति मन मसोस कर रह जाती है। इस प्रजाति का मानना है कि वह सफर ही क्या, जिसमें खिड़कियों का इस्तेमाल खाली पैकेटों को नीचे फेंकने के लिए न किया जा सके ?

ऑटो वाले सपकफ

सपकफ प्रजाति को ऑटो बेहद पसंद है। ऑटो में कभी विंडो सीट पर बैठने की लड़ाई नहीं होती। यहाँ से इस प्रजाति के लोग कभी केले का छिलका, तो कभी खाए हुए सेब को खूबसूरती के साथ सड़क पर उछालते नजर आ ही जाएँगे। अगर धीमी रफ्तार में वीडियो बने तो लोगों को इस करतब की खूबसूरती समझ आएगी, पर सपकफ के लोग कैमरा शाई हैं, मतलब कैमरे से शरमाते हैं। उन्हें अपने पर ध्यान दिया जाना बिल्कुल पसंद नहीं है। उन्हें यह खेल गुपचुप खेलना ही पसंद है।

ट्रेन वाले कूड़ा फेंकू सपकफ

ट्रेन में जाते समय सड़क नहीं आती ऐसे में यह काम पटरियों पर किया जाता है। लोह पथ गामिनी उर्फ रेलगाड़ी का सफर इस प्रजाति को बेहद प्रिय है। पर यहाँ भी एसी कोच में इन्हें थोड़ी दिक्कत का सामना करना पड़ता है। ट्रेन के कोच से ये बीच-बीच में तरह-तरह की सामग्री ठीक ऐसे अर्पित करते हैं जैसे हवन में बार-बार आहुतियाँ दी जाती हैं।

सपकफ की मुश्किलें

ऊपर बताई गई बच्चों वाली मुश्किलों के अलावा ट्रैफिक और भीड़ बढ़ने के कारण सड़कों पर जगह कम हो रही है, इसलिए इस प्रजाति को

लोगों के आमने-सामने आने की घटनाएँ बढ़ रही हैं, जैसे एक सपकफ ने बस से कुछ फेंका तो नीचे खड़े सपकफ की कार के ऊपर आ गिरा जिससे कार वाले सपकफ को बेहद गुस्सा आने की आशंका बनी रहती है। ऐसे झगड़ों के निपटारे के लिए सपकफ के पास नियमों की कोई किताब या कोई पंचायत नहीं है। ऐसे में प्रजाति के लोग ही एक-दूसरे को पहचान नहीं पाते हैं, जिससे आपस में हिंसक वारदात होने का खतरा बना रहता है।

सपकफ का भविष्य

सपकफ संगठित नहीं हैं, इसलिए सपकफ के भविष्य की चिंता कोई नहीं करता। सपकफ के अधेड़ों को समाज के भविष्य की चिंता सता रही है। उनके मुताबिक, युवा पीढ़ी का तेजी से मुँह विमुख हो रहा है। अब वे दूसरे समुदायों जैसा बर्ताव करने लगे हैं। वहीं बच्चों की अंट-शंट बातों से अधेड़ पीढ़ी परेशान है। ऐसे में बुजुर्ग निश्चिंत भाव से समझाते हैं कि समुद्र के पानी से दो-चार बाल्टी पानी ले भी लिया जाए तो नुकसान नहीं है। मौजूदा सदस्यों को बिना परेशान हुए अपने काम में लगे रहना चाहिए। साथ ही, इस प्राचीन परंपरा को चलाए रखने के लिए सबसे बड़ा ब्रह्मास्त्र उनके पास हमेशा तैयार रहता है—"हम सड़क पर कूड़ा-कचरा नहीं फेंकेंगे तो सड़क गंदी नहीं होगी और अगर सड़क गंदी नहीं हुई तो सड़क साफ करनेवाले हजारों-लाखों लोगों को रोजगार कैसे मिलेगा?"

सपकफ हैं कुदरत के दुश्मन

हर इनसान कभी न कभी सपकफ प्रजाति का हिस्सा बन ही जाता है, बिना यह जाने कि सपकफ कुदरत को कितना बड़ा नुकसान पहुँचाते हैं। आइए, आपको बताते हैं कि गाड़ी से फेंकी जानेवाली चीजों के विघटन में कितना समय लगता है—

जूस वगैरह के ट्रेटा पैक—5 साल

सिगरेट बट—दस साल

एल्मुनियम कैन—200 -250 साल।

चिप पैकेट—300 साल

डायपर—500 से 800 साल

प्लास्टिक की बोतल—20 से 1000 साल

इन उदाहरणों से आप समझ जाएँगे कि सड़क से कूड़ा फेंकने से सिर्फ सड़कें गंदी नहीं होतीं, बल्कि पर्यावरण को भारी नुकसान पहुँचता है। इसमें से सबसे छोटी चीज है—सिगरेट बट। सिगरेट के ऊपर के हिस्से में तंबाकू और कागज होता है, लेकिन नीचे के सिगरेट बट में सेल्लूलोज एसेटेल फाइबर के फिल्टर होते हैं—एक सिगरेट बट करीब 10 लीटर पानी को जहरीला बना सकता है। यही सिगरेट बट बारिश के पानी के जरिये नालों से होता हुआ नदी में पहुँचता है और यही नदी का पानी अशुद्धियाँ साफ कर आप तक पहुँचता है। जरा सोचिए, भारत में सिगरेट की खपत क्या है? साल 2015 में 8,800 करोड़ सिगरेट भारत में बिकी थीं। इनमें से अगर एक फीसदी यानी 88 करोड़ सिगरेट के टुकड़े नदियों में पहुँचे तो ये करीब 880 करोड़ लीटर पानी जहरीला कर देंगे। इसी तरह सड़क किनारे फेंकी गईं सारी चीजें डंपिंग ग्राउंड तक नहीं पहुँचतीं और आस-पास की मिट्टी को खराब कर देती हैं। सड़क से जो कर्मचारी कूड़ा उठाता है, याद रखिएगा, उसका खर्च भी आपके टैक्स से ही जाता है।

अगर कोई दिखे तो उसे चेताइए, बताइए क्योंकि उसकी हरकत आपके लिए मुश्किल पैदा कर रही है। यह एक दिन का काम नहीं है। अमेरिका में इस समस्या को लंबे वक्त में कम किया गया है। कैलिफोर्निया में तीसरी बार के बाद सड़क पर कूड़ा फेंकते पाए गए तो 750 डॉलर यानी करीब 48,000 रुपए का जुर्माना और 24 घंटे तक कूड़ा उठवाने का काम दिया जाता है। वॉशिंग्टन में सिगरेट बट को सड़क पर फेंकने पर 1,025 डॉलर यानी करीब 65,000 रुपए से ज्यादा का जुर्माना है। ऐसा और भी कई देशों में है। इतने कड़े जुरमाने की वजह सिर्फ गंदगी नहीं है, बल्कि इस कूड़े से होनेवाले नुकसान हैं। जुर्माना तो उसकी झलक दिखाने भर को है। तरीका सीधा सा

है—अपनी गाड़ी में एक बायोग्रेडेबल बैग रखिए और गाड़ी से निकलने वाले कूड़े को सही जगह डालिए। एल्मूनियम कैन और प्लास्टिक जैसी चीजें दोबारा इस्तेमाल हो सकती हैं। यहाँ तक कि सिगरेट बट से पार्क की बेंच भी बनाई जाने लगी है, बशर्ते वो ठीक तरह से इकट्ठा हो।

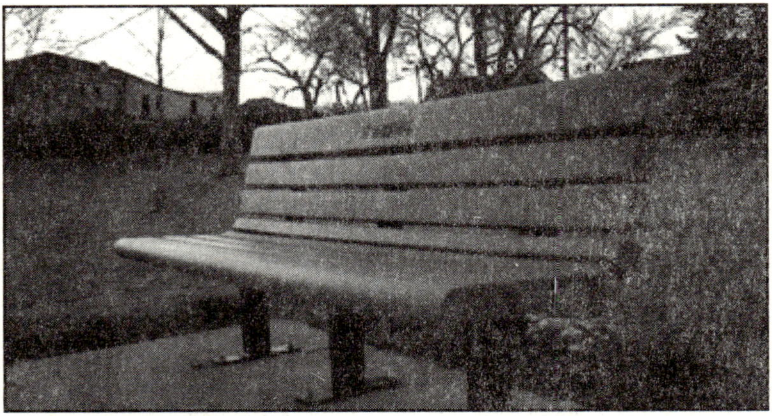

अब फैसला आप का है कि आपको सड़क पर कूड़ा फेंकू बनना है या अपनी जिम्मेदारी निभाते हुए देशभक्त बनना है?

□

फटा पोस्टर निकला जीरो

भागमल के जीवन की दो ही बड़ी समस्याएँ थीं। एक तो उनके घर के आस-पास मँडराते चमगादड़ और दूसरा उनका छोटा बेटा महेंद्र उर्फ कल्ली। महेंद्र उनके इलाके के एक बड़े नेता का नाम था, उसी जैसा बनाने के लिए भागमल ने अपने बेटे का नामकरण 'महेंद्र' कर दिया था। असली नाम अकसर स्कूलों के रजिस्टर में तो रहता है, पर घरेलू नाम न जाने कहाँ से जगह बना लेता है! कल्ली नाम वैसे ही पड़ गया जैसे भामगल और पड़ोसी के घर की दीवारों के बीच मौजूद झिर्री में चमगादड़ पल गए थे। चमगादड़ों को भगाने और कल्ली को इलाके में महेंद्र कहलवाने की हर कोशिश नाकामयाब हुई थी।

चमगादड़ और कल्ली इलाके के लिए हमेशा कौतुहल का विषय रहे थे। पहला तो कल्ली की आदतें। जैसे, दिन का कोई वक्त हो, कल्ली ब्रश करते हुए जरूर मिल जाएगा। दाँत साफ करने का उसका जुनून ऐसा था कि एक दिन में न जाने कितनी बार ब्रश करता था, पर उसके पीले दाँत कभी सफेद नहीं हो पाए। अगर कोई उसे उसकी तरफ देखता हुआ निकल जाए तो वह पजामे से बाहर हो जाता था। अकसर बात झगड़े तक पहुँच ही जाती थी। झगड़े का नियम तय था कि वह घर से लाठी, डंडा या बेलन, चिमटा—जो मिलेगा, लेकर दौड़ पड़ेगा और घरवालों को घर की दहलीज से दस कदमों के अंदर उसे पकड़ना होता था। दस कदमों से आगे कल्ली जब भी बढ़ता था, हमेशा पिटकर लौटता था। दिन में कल्ली और रात को चमगादड़ों से बचने के लिए लोग उस गली से कम ही निकलते थे। जरूरत भी पड़ती तो आँखें बचाकर निकलते थे।

आँख बचाकर कल्ली एक और काम में एक्सपर्ट था। उसे जगह-जगह अपना नाम लिखने में मजा आता था। जैसे, पड़ोसी के घर की दीवार हो या पार्क के पेड़ की छाल हो। कहीं कील से छील देता था तो कहीं ईंट के टुकड़े से लिख मारता था 'महेंद्र'। इलाके के बच्चे भी मजेदार थे, हर जगह 'महेंद्र' को काटकर 'कल्ली' लिख देते थे। इस बात पर कल्ली और चिढ़ता था।

एक दिन तो हद ही हो गई। स्कूल के मास्टरजी कान उमेठते हुए कल्ली को घर लेकर आए। कल्ली हेडमास्टर के कमरे के बाहर अपना नाम लिखते हुए पकड़ा गया था। शिकायतें बढ़ती जा रही थीं, पर कल्ली अपनी आदत से मजबूर था। एक दिन टूर पर बच्चों के साथ पुराना किला देखने गए तो गार्ड ने कल्ली को दीवारों पर नाम लिखते हुए पकड़ लिया। मास्टरजी को हाथ जोड़ने पड़े। जैसे कुत्ते जगह-जगह खंभों को देखकर टाँग उठाने को कंट्रोल नहीं कर पाते, वैसे ही कल्ली नाम लिखने से बाज नहीं आता था। कल्ली को इतना समझ नहीं आया कि जब दीवार पर पहले ही किसी ने टाँग उठाई हुई है मतलब दीवार गंदी की हुई है तो सजा उसी को क्यों मिलती है?

कल्ली का दर्द गलत भी नहीं है। देश का कोई हिस्सा देख लीजिए, आपको कल्ली मिल ही जाएँगे। मसूरी का सुसाइड प्वॉइंट हो या दिल्ली का लोधी गार्डन। दीवारों पर प्रेमी जोड़े अपना नाम ऐसे गोदते हैं, जैसे इससे उनका प्यार अमर हो जाएगा। यह अलग बात है कि कुछ तो अगले साल नई गर्लफ्रेंड के साथ आते हैं और पिछली जगह से कुछ फीट छोड़कर नया नाम लिख डालते हैं। जो जिंदगी में कुछ कर नहीं पाते अकसर ऐतिहासिक इमारतों पर अपना नाम गोदकर इतिहास का हिस्सा बनने की कोशिश जरूर करते हैं। बिना यह समझे कि आनेवाली पीढ़ियाँ उनकी इस हरकत के लिए उन्हें कितनी गालियाँ देंगी। कल्ली भी इतिहास बिगाड़ने की इसी विरासत को सहेज कर ही बड़ा हो रहा था। उसकी बीमारी भी बड़ी हो रही है। भागमल रोज की शिकायतों से परेशान आने लगा था। वह कल्ली को पास के डॉक्टर के पास लेकर गया।

डॉक्टर एन.के. राज इलाके के बड़े डॉक्टर थे। वैसे तो साइकेट्रिस्ट थे

पर इलाके के लोग पागलों के डॉक्टर के तौर पर ज्यादा जानते थे। राज साहब समझाते-समझाते थक गए थे कि जैसे बुखार आता है, वैसे ही दिमाग कभी-कभी अलग बर्ताव करने लगता है, पर लोग समझते ही नहीं। कल्ली की नई बीमारी उनके सामने थी। डॉक्टर राज के सामने दो सवाल थे, एक तो बीमारी कैसे शुरू हुई और दूसरा इलाज क्या होगा?

डॉक्टर साहब ने अगला एक हफ्ता अपने दोस्तों को फोन करने में, इंटरनेट पर सर्च करने में बिताया। विदेशों में ऐसी बीमारी नहीं थी। हाँ, बॉलीवुड की फिल्मों में इस तरह के केस सामने आए हैं, जब हीरो हीरोइन के लिए किसी पत्थर, समुद्र किनारे रेत या अपने बदन पर नाम लिख डालता है। डॉक्टर साहब की राय थी कि कुछ लोगों को लगता ही नहीं कि यह गलत है, इसलिए करते हैं। कुछ लोगों उत्सुकतावश लिखते हैं तो कुछ लोग जो हीन भावना से ग्रस्त हैं, उन्हें दीवारों पर अपना नाम लिखने में मजा आता है। कल्ली की समस्या उन्हें आखिरी श्रेणी में लगी।

अब उन्हें दूसरा जवाब तलाशना था कि इसे सुधारा कैसे जाए, उन्हें लगा कि कल्ली को अभिव्यक्त करने का मौका दिया जाना चाहिए। उन्होंने कल्ली के हाथ में ड्रॉइंग के पेज थमा दिए। पेंसिल, रंग और ब्रश भी दिए, ताकि कल्ली लिखने का काम पेज पर करे न कि दीवारों पर।

कल्ली को तरीका रास आ गया। घंटों-घंटों वह पोस्टर बनाता रहता। हर पोस्टर पर वह अपना नाम लिखता—महेंद्र। उसमें जी-जान से रंग भरता और फिर उसे किसी दीवार पर चिपका कर आ जाता था। पोस्टर खत्म हुए तो दोस्तों की कॉपियाँ उड़ा मारीं। जहाँ खाली पेज मिला, वहाँ नाम लिख दिया। अब कल्ली का नाम दूर-दूर तक पहुँच रहा था। सार्वजनिक शौचालयों, दिशा बताने वाले साइन बोर्ड, यहाँ तक कि गली में मकानों की जानकारी देने वाले बोर्ड पर भी महेंद्र नाम चिपका हुआ था। उसकी प्रसिद्धि तेजी से फैल रही थी।

अब पड़ोस के लाला जी को अपनी दुकान के लिए पर्चा चिपकवाना हो या इलाके के नेताजी को अपने ऊपर वाले नेताजी को खुश करनेवाले पोस्टर चिपकवाने हों, सभी को कल्ली की याद आ जाती थी। कल्ली किसी भी जगह

बेशर्मी से पोस्टर चिपका सकता था। बदबूदार शौचालयों में घुसकर या किसी दूसरे के पोस्टर पर अपना पोस्टर लगाने में कल्ली ने महारत हासिल कर ली थी। कल्ली का धंधा जैसे-जैसे चढ़ रहा था, भागमल का महेंद्र बनाने का सपना उतनी तेजी से मर रहा था। आखिरकार एक दिन भागमल के सब्र का बाँध टूट गया। उसने कल्ली को धुन दिया था। घर से बाहर निकलने पर बैन लगा दिया।

घर में पड़े तमाम पोस्टर अब कल्ली को मुँह चिढ़ा रहे थे। कल्ली एक रात चमगादड़ों की तरह निकल भागा। खिड़की से निकलकर भागा और दीवारों पर पोस्टर लगाने लगा। रात को गश्त पर निकले थाने के सिपाही ऋषिपाल ने उसे पकड़ लिया। ऋषिपाल पुराने तरीके का पुलिसवाला था। जब भी किसी अपराधी की अक्ल ठिकाने लगानी होती थी तो ऋषिपाल को याद किया जाता था। कल्ली के किस्से उसके कानों में कई बार पड़ चुके थे। जैसे ही ऋषिपाल को पता चला कि चमगादड़ वाले भागमल का छोरा कल्ली यही है, उसने उसे उठा लिया। उस रात कल्ली ऋषिपाल के कब्जे में ही था। अगली सुबह से कल्ली बदला-बदला था। अब वह न पोस्टर बना रहा था और न ही अपना नाम दीवारों पर लिख रहा था। यहाँ तक कि पूरे दिन ब्रश करना भी बंद हो गया था।

बापू भागमल की खुशी का ठिकाना नहीं रहा। एक तो बेटे के लौट आने की खुशी और दूसरी उसकी गंदी आदतों का बंद होना। बार-बार पूछा गया तो पता चला कि रात भर ऋषिपाल ने उसके हाथ में पानी की बाल्टी और कपड़ा दे दिया गया था। थाने की दीवारों पर जितने पोस्टर लगे थे, सब उससे छुड़वाए गए।

"बस इतना ही?" भागमल ने पूछा।

कल्ली ने कहा "रातभर ऋषिपाल उसे जगह-जगह लेकर गया और साइन बोर्ड पर लगे पोस्टर उतरवाए। मंदिरों में सफाई करवाई। सुबह चमगादड़ों के वापस जाने तक उससे ये काम करवाता रहा ऋषिपाल।"

भागमल ने चैन की साँस ली। ऋषिपाल का यह तरीका काम कर गया था। अब कल्ली पोस्टर को हाथ लगाने को भी तैयार नहीं था। भागमल की

दूसरी समस्या सुलझ गई थी। उसने कहा, “बस, अब इन उल्टा लटकने वाले चमगादड़ों को हटाना बाकी है।” तुरंत कल्ली चीख कर बोला—“नहीं बाबा, छोड़ दो उन्हें। बेचारों को भी किसी ऋषिपाल ने उल्टा लटकने की सजा दी होगी।”

नाम चमकाइए, पर सही जगह

कल्ली और उन जैसों की समस्या सिर्फ दीवारों और पोस्टरों तक नहीं सीमित रहती। कल्ली जैसे लोग ऐतिहासिक इमारतों पर भी अपना नाम खोद आते हैं। कश्मीर से लेकर कन्याकुमारी तक 'राहुल लव प्रियंका' जैसी लाखों इबारतें खुदी मिलेंगी।

यह कुछ ऐसा है जैसे कोई नादान बच्चा नोटों की कीमत जाने बिना उसके जहाज बनाकर उड़ाए या किश्ती बनाकर पानी में बहाता जाए, लेकिन नाम खोदने वाले नादान नहीं होते। अकसर यह काम बालिग लोग पूरे होशोहवास में करते हैं। पुराना किला, लोधी गार्डन, लाल किला जहाँ जगह मिलती है, ये लोग अपना, अपनी प्रेमिका का नाम खोद डालते हैं, बिना यह जाने कि वे अपनी ऐतिहासिक इमारतों को कितना बड़ा नुकसान पहुँचा रहे हैं। ऐसी जगहों पर नाम खोदने से ज्यादा अच्छा है सेल्फी लें।

ऐसे लोगों को अंदाजा नहीं है कि कानून के मुताबिक किसी ऐतिहासिक स्थल को गंदा करना दो साल तक जेल में डाला जा सकता है या फिर एक लाख रुपए तक जुर्माना लग सकता है। ऐतिहासिक स्थलों जैसी समस्या शहरों, कस्बों में है। यहाँ लोग पोस्टर लगाने या दीवार पर कुछ लिख डालने को अपना जन्मसिद्ध अधिकार मानते हैं।

किसी दीवार पर मालिक की अनुमति के बिना पोस्टर लगाना, दीवार पर कुछ लिख डालना अपराध की श्रेणी में आता है। ध्यान दीजिएगा, अगर दीवार पर पेंट, स्याही या चॉक से भी कुछ लिखा जाता है तो यह अपराध की श्रेणी में आ सकता है।

□

गधे बदनाम हुए, बेवजह तेरे लिए

कभी किसी गधे को नजदीक से देखा है, शांत चेहरा, किसी तरह का कोई तनाव नजर नहीं आता। आँखें ऐसी कि हिरन को भी मात दें। बला का मेहनती है, ऐसा कि मेहनत से जुड़े जितने जुमले बने हैं, वे सब गधों पर ही कहे गए हैं। गधों ने सदियों से इनसानों को बहुत कुछ दिया है, बहुत कुछ सिखाया है।

दीवारों पर लिखे जानेवाले सबसे मशहूर जुमले भी गधों की बदौलत हैं। 'गधे के पूत यहाँ मत'...। हाँ, हाँ सही समझा। इसी तरह 'देखो, गधा पेशाब कर रहा है'। अब दीवारों पर लिखा हुआ गधे कहाँ पढ़ने लगे? पढ़ते तो विरोध जरूर दर्ज कराते। कहते, लिखना था तो कुत्तों के नाम से लिखते। कुत्ते मशहूर हैं किसी सड़क किनारे, खंभों पर, गाड़ियों के पहियों पर, अपना पैर उठाकर मार्किंग करने के लिए। ये कला पालतू जानवरों में सिर्फ कुत्तों के ही पास है। पर बेचारे गधे क्यों बदनाम हुए?

गधों को किसी ने पट्टी भी नहीं पढ़ाई, स्लेट और कंप्यूटर तो छोड़ ही दीजिए। कुत्तों के मालिक लोग तो ट्रेनिंग कराने ले जाते हैं, और ट्रेनिंग भी कैसी, पार्क में या सड़क पर जाकर निफराम होने की। गधों को तो ऐसी ट्रेनिंग देते नहीं सुना गया। फिर जब नेचर कॉल आएगी तो बेचारे कहाँ जाएँगे? जहाँ मौका लगेगा वहीं तो करेंगे।

गधों की यही खासियत है। दिल लगे या न लगे, पर उनसे जमकर काम करवाया जाता है। कुछ ऑफिस में खूँटे से बँधे होते हैं, कुछ फील्ड ड्यूटी में सामान ढोते हैं। कुछ की किस्मत अच्छी हुई तो मालिक जरा

पैसा-वैसा लगाकर चमका देता है, पर गधे हैं गधेपन से कैसे जाएँगे? इसी गधेपन की बदौलत तो वो गधे हैं।

गधों के लिए पब्लिक टॉयलेट का इंतजाम भी नहीं है। इसलिए सबसे सुविधाजनक तरीका जो उन्हें विरासत में मिला है, उसी का इस्तेमाल कर लेते हैं। वक्त ऐसा भी नहीं बदला है कि वे बदल जाएँ।

इस सबसे यह कहाँ साबित होता है कि दीवारों पर गधों के नाम से इबारत लिख दी जाए? लिखवाया भी किसी पेंटर से कहाँ जाता है जिसका मन आता है चार-छह आड़े-तिरछे शब्द लिख देता है। कुछ तो खूबसूरती का खयाल किया जाता। अजी साहब, गधे बोल पाते तो बताते कि वे कितने शर्मिंदा होते हैं कि सब उन्हीं पर फोकस है, वरना जिस जगह लिखा जाता है, वहाँ गधे खुर भी गंदे न करें।

बदबू ऐसी कि दस फीट दूर से नाक बंद करके गुजरना पड़ता है। हिम्मत है साहब, जैसे उन जगहों पर जो कंपीटिशन होता है गंदगी को और गंदा करने का, बदबू को और बदबूदार बनाने का। सालों की मेहनत के बाद ऐसी जगह बनती है और तब वहाँ दीवारों पर लिखा जाता है गधों का नाम। बताइए, बताइए गधे क्यों सहन करें?

वैसे कुछ जगहें ऐसी हैं, जहाँ गधों के नाम की इबारतें चाह कर भी नहीं लिखी जा सकतीं। सड़क किनारे पड़ों का झुरमुट हो, सड़क किनारे का कोई सुनसान कोना हो, मेट्रो रेल का पिलर ही क्यों न हो, मार्केट के बीच कोई पार्क हो—ये जगहें गंदी तो की जाती हैं, पर गधे यहाँ लिखित में बदनाम होने से बच जाते हैं। सोचिए, हाइवे के बीच कार रोककर कोई शुरू हो जाए तो भला कौन कहाँ लिखेगा? पर दिखाने वाले ऐसी-ऐसी जगह काबलियत दिखा देते हैं, जहाँ गधे पहुँच ही नहीं सकते।

कुछ जगहें ऐसी हैं, जहाँ एक खास प्रजाति ऐसा करतब दिखाती है कि लोगों को गधों के नाम की इबारतें बार-बार याद आने लगती हैं। अकसर ऐसी जगह किसी चलती-फिरती मार्केट के पास, रेलवे स्टेशन के पिछवाड़े में, बस स्टेशन के किसी कोने में आसानी से देखी जा सकती है। हल्की आड़ मिल जाए तो शायद भारत का कोई कोना नहीं छोड़ा जाएगा।

दिलचस्प यह भी है कि किसी को चाहे कितनी भी जोर से लगे, बीच सड़क में नहीं करेंगे। वो किसी गली-चौराहे के कोने में पहुँचने का इंतजार करते हैं, कुछ तो चहल-पहल कम होने तक भी इंतजार कर लेते हैं। शहरों के बीच ये लोकमान्य है कि एक तरफ दीवार होनी जरूरी है। बस, उस तरफ मुँह कर ये मान लिया जाता है कि किसी को कुछ दिख नहीं रहा। और दिख रहा हो तो वे जाएँ भाड़ में!

गाँवों में हालात अलग हैं। वहाँ बड़े-बड़े खेत हैं और आमतौर पर न तो ऐसी व्यवस्था है और न ही परंपरा। पर शहरों में तो सार्वजनिक टॉयलेट भी बने होते हैं। जगह-जगह इंतजाम भी होता है, फिर भी सबसे ज्यादा बदबूदार शहर और कस्बे ही हैं।

गधों को पढ़ना नहीं आता, वरना दीवारों पर गधों के बारे में लिखने वाले पर मुकदमा हो जाता कि साहब काम किसी का और बदनाम हमें किया जा रहा है। कोई-कोई तो इसे अपनी प्रजाति के खिलाफ साजिश भी करार दे सकता था। शुक्र मनाइए कि गधे सवाल नहीं पूछ सकते, वरना यही पूछते कि एक बार दिल पर हाथ रखकर बता दो कि क्या आप अपने को मर्द कहनेवाले लोग हम गधों से बेहतर हो?

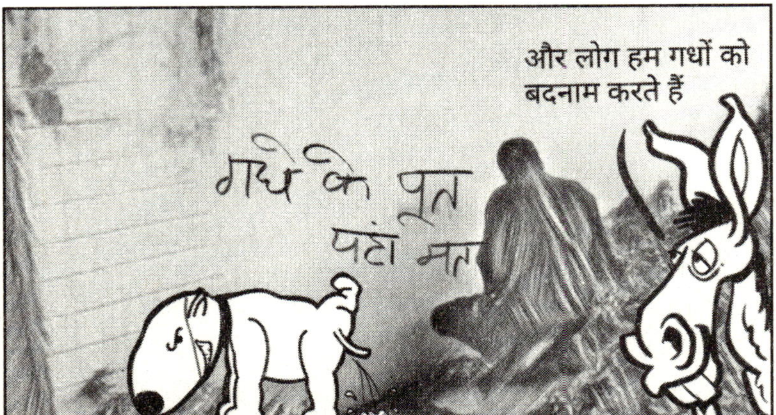

ताकि थोड़ी शर्म आए

मुंबई में एक संस्था है—यू स्टॉप, वी स्टॉप। ये संस्था धोती है, गंदी की जा रही जगहों को ही नहीं, बल्कि जगहों को गंदा करनेवालों को भी। संस्था के सदस्य पीले रंग की फायर ब्रिगेड जैसी गाड़ी लेकर निकलते हैं और रास्ते में कोई सड़क किनारे पेशाब करता दिखता है तो पूछते नहीं, धो डालते हैं। खुले में पेशाब करनेवालों पर पड़ती है पानी की धार तो अच्छे-अच्छे तौबा कर लेते हैं।

राजस्थान के झुंझुनूं इलाके में लोगों का समूह ढोल और सीटियाँ लेकर निकलता है। अगर कोई खुलेआम या सड़क किनारे पेशाब करते पाया गया तो उसके पीछे ढोल और सीटियाँ बजनी शुरू हो जाती हैं। ऐसा इसलिए किया जाता है, ताकि लोगों को सार्वजनिक जगहों को गंदा करने में कुछ शर्म आए।

यह नौबत इसलिए आ रही है, क्योंकि लोग हैं कि मानते नहीं। उत्तर प्रदेश की आर्थिक राजधानी नोएडा में प्रशासन ने एक प्रयोग किया, दीवारों पर धार्मिक चिह्न लगा दिए गए। चंद कदमों की दूरी पर सुलभ शौचालय होने के बाद भी लोग सुविधा के लिए धार्मिक प्रतीकों वाली दीवारों का ही इस्तेमाल करते नजर आए।

ऐसे में सवाल यह कि ये हालात कैसे सुधरेंगे

एक तो चलती-फिरती जगहों पर पर्याप्त इंतजाम होने चाहिए और दूसरा, जगह-जगह सार्वजनिक शौचालयों की दूरी बताने वाले साइन बोर्ड लगाए जाने चाहिए। इसके बाद भी न मानने वालों पर कड़ा जुर्माना लगाया जाना चाहिए।

जर्मनी के हैमबर्ग शहर में अकसर गंदी की जानेवाली दीवारों पर सुपर हाइड्रोफोबिक पेंट का इस्तेमाल कर प्रयोग किया गया है। इस पेंट की खासियत यह है कि इस पर पेशाब की धार उछल कर वापस आ जाती है, जिससे दीवारें गंदी करनेवाले के कपड़े खराब होते हैं। इस तरह

की दीवारों पर एक चेतावनी लिखी गई है, 'यहाँ पेशाब न करें वरना हम तुम्हारे ऊपर पेशाब करेंगे।'

यह बहस का विषय हो सकता है कि सार्वजनिक रूप से मूत्र त्याग करने से बीमारियाँ हो सकती हैं या नहीं, पर इससे इनकार कोई नहीं कर सकता है कि यह सभ्य समाज के लिए बदनुमा और बदबूदार दाग की तरह है।

□

कूड़ा प्रदेश की कथा

एक बार की बात है। जंबो द्वीप में एक प्रदेश हुआ करता था—मनोरम प्रदेश। नाम तो कुछ अलग था, पर स्वच्छता ऐसी कि हर स्थान मनोरम प्रतीत होता था। पड़ोसी राज्यों से लोग वहाँ आकर दिव्य आनंद महसूस करते थे। लोगों का मन वहीं रमने का करने लगता था, इसलिए राज्य का नाम 'मनोरम' कर दिया गया। नागरिक खुद ही गाँवों और नगरों को स्वच्छ और व्यवस्थित रखते थे। वहाँ के राजा खुद सफाई के लिए मशहूर थे। उन्हें कहीं गंदगी दिख जाती तो वो न गंदगी को छोड़ते थे और न गंदगी फैलाने वाले को, पर एक दिन यही सफाई उन्हें ले डूबी। इलाके में सफाई का निरीक्षण करते-करते राजा फिसले, चोट सिर पर लगी और राजा स्वर्ग सिधार गए।

काल के हाथ कमान, बूढ़ा बचे न जवान,
काल न छोड़े राजा, न छोड़े रंक।

राजकुमार अभी छोटा ही था, गरम खून। इस बात से इतना दुःखी हुआ कि उसने सफाई से तौबा कर ली। इनसान की फितरत ही ऐसी है कि एक ध्रुव से परेशान हुआ तो दूसरे ध्रुव तक खिंचा चला जाता है। इसलिए कहा जाता है कि 'भला न अति का बोलना भली न अति की चुप।' 'अति सर्वत्र वर्जते'। पर इनसान अकसर अतियों में ही जीता है। राजकुमार राजा बना तो मुकुट ने दिमाग में गरमी और चढ़ा दी। राज्य में तुरंत मुनादी करवाई गई।

"सुनो। सुनो। सुनो।

राज्य के हर नागरिक को सूचित किया जाता है कि आज से कोई

सफाई नहीं रखेगा, बल्कि जो सफाई करता हुआ पाया जाएगा, उससे कर लिया जाएगा।"

कहते हैं कि बालहठ, त्रियाहठ और राजहठ पर किसी का जोर नहीं चलता। राजहठ इसलिए और बुरा होता होता है, क्योंकि उसके पास सत्ता की ताकत होती है। अगर राजा का दिमाग चल जाए तो प्रजा को तुगलकी फैसले भी मानने पड़ते हैं। जब बिना बात के कर यानी टैक्स शुरू हो जाएँ तो समझ लीजिए कि प्रजा के दुर्दिन शुरू हो गए हैं। राजा जब लूटना शुरू कर दे तो राज्यों में गुंडे राजा के चाकर हो जाते हैं।

जिस-जिस ने सुना, सिर धुन लिया? पर क्या करें राजा का आदेश तो मानना ही था। राज्य के मुस्तैद कर्मचारियों ने पहले मजबूरी में आराम करना शुरू किया, लेकिन खाली बैठे-बैठे भी क्या करें? एक दिन मक्खी मारते पाँच कर्मचारी रँगे हाथ पकड़े गए। इसी के बाद राजा ने दूसरा ऐलान करा दिया—

"सुनो। सुनो। सुनो

राज्य के हर नागरिक को सूचित किया जाता है कि मक्खी अब राष्ट्रीय पक्षी है और कोई उसका शिकार करता या उन्हें तंग करता पाया गया तो कड़ी सजा मिलेगी।"

इनसान की फितरत है कि अगर उसके एक गलत काम पर कोई प्रतिक्रिया न आए तो वह उस काम को दोबारा करता है। फिर धीरे-धीरे उस काम को सही मानने लगता है और फिर उसे अपना अधिकार मान लेता है। यहाँ तो मामला राजहठ का है। राजा एक के बाद एक आदेश जारी करता चला गया और प्रजा को सहना पड़ा।

कुत्ता भी दुम हिलाकर जगह को साफ करके बैठता है। लोग तो पहले से सफाई पसंद थे। आदत कैसे छोड़ते? लोगों ने अब नियम बना लिया कि सफाई होगी तो सिर्फ घर में। घर का कूड़ा वे कूड़ेदान में डाल आते थे। पहले आज की तरह आबादी न थी। तो गंदगी भी आराम से ही फैलती थी। प्लास्टिक की थैलियाँ न थीं तो कूड़ा भी कुछ दिनों में मिट्टी में मिल

ही जाया करता था। राजा परेशान था कि इतनी कोशिशों के बाद भी इत्ती सी गंदगी फैल रही है। उसने एक और ऐलान करवा दिया।

"सुनो। सुनो। सुनो···

राज्य के हर नागरिक को सूचित किया जाता है कि आज से तमाम कूड़ेदानों को राष्ट्रीय स्मारक घोषित किया जाता है। अगर कोई कूड़ेदान में कूड़ा डालता पाया गया तो उसे सजा मिलेगी।"

उस जमाने में लोकतंत्र तो था नहीं कि हर फैसले को संसद से पारित कराया जाए, उसमें समय लग जाता है। राजा के मन में आया, आदेश सुना, दिया। जिसने सुना अपनी जान बचाने की फिराक में पड़ गया। लगा कि यह कैसा राजा है सारे आदेश उल्टे दे रहा है? सभी को लगने लगा कि ऐसे तो बीमारी फैल जाएगी। पर बीमारी तो बाद में जान लेगी, यह राजा पहले ले लेगा। लोगों ने कूड़ेदान तक जाने की आदत भी छोड़ दी। वे अंदर से कूड़ा लाते और बाहर फेंक देते।

कुछ बागी प्रवृत्ति के लोग भी थे रात के गुम अँधेरे में जाकर कूड़ेदान में कूड़ा डाल दिया करते थे। बाकी लोगों ने आसान रास्ता चुना और हर घर के बाहर एक कूड़ेदान बन गया। हर गली के बाहर एक बड़ा कूड़ेदान, तालाब, बाजार और दुकानें हर जगह कूड़े के ढेर नजर आने लगे। यहाँ तक कि महल के बाहर भी कूड़े का बड़ा ढेर लग गया।

राज्य के राष्ट्रीय स्मारक बना दिए कूड़ेदानों से मक्खियों ने पलायन शुरू कर दिया था। जब कूड़ा डलेगा नहीं तो भला राष्ट्रीय स्मारकों में राष्ट्रीय पक्षी करेगा क्या? मक्खियों ने ऐसे में अपनी आबादी तेजी से बढ़ाने पर काम शुरू कर दिया। गली-गली पानी जमा था तो मच्छरों ने भी राष्ट्रीय पक्षी की पदवी पाने के लिए अपनी दावेदारी ठोंकने का फैसला किया। इसके लिए उन्होंने भी आबादी बढ़ानी शुरू कर दी। अब मक्खी और मच्छरों में कंपीटिशन शुरू हो गया। अब वे हर गली-मोहल्ले और घरों के बाहर और अंदर तक पहुँच चुके थे।

राजा खुद महल से निकलकर हालात का जायजा लिया करता था।

मंत्रियों से लेकर सैनिकों तक को इस काम पर लगा दिया गया। हर बार गंदगी को देखकर उसे अपने पिता की मृत्यु का बदला लेने का सुकून मिला करता था। लोगों ने मन में कहा कि खेत खाए गधा, मार खाए जुलाहा। राजा के पैर फिसलने की सजा पूरी प्रजा को मिल रही थी। लेकिन कहते हैं न, कौआ चला हंस की चाल, भूल गया अपनी भी चाल। अब लोगों को आदत लग चली थी। लोगों को लगने लगा कि इतनी दूर कूड़ा डालने की जरूरत क्या है? लेकिन धीरे-धीरे ऐसी बीमारियाँ होने लगीं, जो लोगों ने पहले सुनी भी न थीं। इलाके के वैद्य की चाँदी हो गई। हर घर में कोई न कोई बीमार पड़ने लगा।

राजहठ ने राजा को मनहूस बना दिया था। लोगों को समझ में आया कि सारी बीमारियों की जड़ राजा ही है। उन्होंने राज्य छोड़ना शुरू कर दिया। लेकिन अब जो आदत लग गई थी वह कैसे जाए? उन्हें समझ भी नहीं आया कि राजा के दिमाग का गंद उनके अंदर आ चुका था। वे जहाँ गए, उसी आदत को फैलाते गए।

मनोहर प्रदेश से गंद प्रदेश बने राज्य के निवासियों के वंशज धीरे-धीरे हर जगह फैल गए। इन लोगों की पहचान है कि वे घर में सफाई रखते हैं, लेकिन कूड़ा सड़क पर ही डालते हैं। इन लोगों को कूड़ेदान तक जाने की आदत कब की खत्म हो गई।

कई तो हाई सोसाइटी में भी पहुँच गए, लेकिन आदत नहीं बदली। घर से सफाई की तो बालकनी से नीचे कूड़ा झाड़ देने में सुख मिलता है। बालकनी की छत पर खड़े होकर इन्हें थूकने में भी कोई गुरेज नहीं है। बालों के गुच्छे बाँध कर हवा में फेंक देना इनकी आदत में शुमार है।

घर हो या दफ्तर, ये लोग आपको गंदगी फैलाते नजर आ ही जाएँगे।। जब भी ऐसे लोगों को देखें तो समझ लीजिएगा, सभी उसी गंद प्रदेश के निवासी हैं, गंदगी अब जिनके खून और दिमाग में बस चुकी है।

गंदगी से होनेवाली बीमारियाँ

बरसात का मौसम आपको ही खुश नहीं करता, बल्कि गंदगी को भी कर देता है। सूखा कचरा कीचड़ बन जाता है और बैक्टीरिया को पनपने का मौका मिल जाता है। वायरस के लिए भी यह उपयुक्त है। हवा में नमी होने से बीमारियाँ जल्दी फैलती हैं।

मलेरिया का मच्छर जमा हुए जल में पनपता है। मादा एनाफिलीज मच्छर के काटने से मलेरिया होता है। साल 2016 में भारत में 331 लोग मलेरिया से मारे गए थे। आठ लाख से ज्यादा लोग साल 2017 के मलेरिया का शिकार बने। दुनिया में सबसे ज्यादा मलेरिया के केस भारत में हैं, जबकि हमारा पड़ोसी श्रीलंका 'मलेरिया' फ्री घोषित हो चुका है।

आधिकारिक तौर पर देश में 2017 में एक लाख सत्तावन हजार लोग डेंगू का शिकार हुए थे, जबकि 250 लोगों की इससे मौत हुई थी। डेंगू एडिज मच्छर के काटने से फैलता है। ये मच्छर साफ पानी में पनपता है। इसी तरह चिकनगुनिया ने साल 2016 में 64 हजार से ज्यादा लोगों को शिकार बनाया।

बरसात में दूषित पानी, गंदगी और मक्खियों से होनेवाली एक और बीमारी है—डायरिया। बैक्टीरिया या जीवाणु के संक्रमण से दस्त लग जाते हैं। सरकारी आँकड़ों के मुताबिक, हर घंटे भारत में पाँच साल की उम्र के 12 बच्चे डायरिया की वजह से दम तोड़ देते हैं। हर दिन 301 और हर साल एक लाख दस हजार बच्चे डायरिया की वजह से दम तोड़ देते हैं। पानी और खाने को साफ रख इन्हें बचाया जा सकता है।

हैजा भी गंभीर बीमारी है। विब्रियो कोलेरा नाम के बैक्टीरिया या जीवाणु से हैजा फैलता है। ये भी दूषित भोजन और संक्रमित खाने से फैलती है।

[स्रोत्र—http://nvbdcp.gov.in/den-cd.html]

उत्तर प्रदेश के पूर्वांचल में इंसेफेलाइटिस या जापानी बुखार (AES/JE) ने साल 2016 में करीब 13 हजार बच्चों को संक्रमित किया है,

जिसमें से 1600 बच्चों को बचाया नहीं जा सका। यह बीमारी भी गंदगी से फैलती है। बीमारी के खिलाफ लड़ाई तेज हुई तो साल 2017 में मृतकों की संख्या 1230 रह गई है। लेकिन इस पर और तेजी से काम किए जाने की जरूरत है।

बीमारी फैलाने के इस काम को मक्खियाँ बेहद शातिर तरीके से करती हैं। वे खाने और गंदगी पर बैठती हैं। उनके पैर पर चिपके बैक्टीरिया तो कुछ घंटे जिंदा रहते हैं, पर खाने के साथ गए बैक्टीरिया कई दिनों तक जिंदा रहते हैं और मल में निकलकर बीमारी फैला सकते हैं। इसलिए सावधान और स्वच्छ रहने में ही भलाई है।

□

ऐसी भी जय-जय!

"जजमान, कैसी बात करते हो? कथा तो आराध्य की होती है। तुम जिन चीजों की कथा करवाना चाह रहे हो, ऐसी तो कहानी पुराणों में नहीं है, वेदों में नहीं है। ऐसा ज्ञान तो कहीं नहीं है, फिर कैसे करवाएँ ऐसा व्रत और संकल्प? हम तो जो जानते हैं, वही जानते हैं। वही परंपरा है और वही सत्य है।"

पंडितजी पूरी ताकत से यजमान के आग्रह को नकारने में लगे थे, पर यजमान की सूई ऐसे अटक गई थी जैसे घड़ी में सेल कमजोर होने पर सेकंड की सूई एक जगह ही हिलती रहती है, न रुकती है और न आगे बढ़ती है। टिक-टिक, टिक-टिक।

पंडितजी ने तुरुप का इक्का फेंक ही दिया—"जजमान, देखो पूजा-पाठ तो ठीक है, पर तुम जो चाह रहे हो वह धर्म के विरुद्ध है। पाप लगेगा। ऐसा कहीं होता है? नरक में जाओगे।" यजमान फिर भी अटका रहा। यजमान ने सीधा सवाल पूछा—"भगवान् क्या है?" पंडितजी जानते थे कि इस वक्त यजमान की हालत कुछ समझने वाली तो बिल्कुल नहीं है, वे जो भी बोलेंगे, संस्कृत के कठिन श्लोकों की तरह सिर के ऊपर से निकल जाएगा। फिर भी, उन्होंने सरल शब्दों में समझाना शुरू किया—"देखो, भगवान् वे हैं, जो हर तत्त्व में विराजमान हैं। जिसने सृष्टि बनाई। जो सृष्टि को चलाते हैं। सृष्टि जिनके दम पर खड़ी है।"

यजमान ने तुरंत पूछा—"सृष्टि में तो सभी कुछ शामिल है न? कूड़ा भी?"

पंडितजी का मन हुआ कि माथा पीट लें पिछले सवा घंटे से इस यजमान की सूई सिर्फ कूड़े पर ही अटकी थी। न जाने किस मंदिर से होकर आया और मंदिर के बाहर कूड़े का ढेर देख लिया और न जाने किस घड़ी में यजमान को कूड़ा-बोध हो गया? उन्होंने पहचानने के लिए दिमाग लगाया तो किसी एक मंदिर पर फोकस नहीं कर पाए। अब यजमान का हर सवाल उस कूड़े पर ही टिका था। यजमान ने फिर पूछा—"कूड़ा भी तो ईश्वर का बनाया हुआ है?"

पंडितजी ने लंबी साँस ली। तनाव से अंदर जाते पेट में हवा भरी और तीन बार प्राणायाम का अभ्यास कर अपने गुस्से को काबू में कर चित को स्थिर करने की कोशिश की। उन्हें अपने पर गुस्सा आ रहा था कि सवा घंटे पहले उन्होंने आलू-पूड़ी और खीर के निमंत्रण को क्यों स्वीकार कर लिया था! वह तो सिर्फ पूजा पर बात करने आए थे और यजमान ने ऐसे विषय पर घसीट लिया था, जिसका कोई ओर-छोर नहीं था। अब कूड़ा कहीं पड़ा हो इसमें भगवान् का क्या हाथ? पंडितजी ने जवाब दिया—"नहीं, कूड़ा भगवान् का बनाया नहीं है। ये हम इनसानों का बनाया है।"

यजमान की सूई अब भी अटकी हुई थी, टिक-टिक, टिक-टिक, जो आगे न बढ़ने के लिए विवश थी, तुरंत पूछा—"विप्र प्रवर, आप बताइए कि भगवान् ने अगर यह नहीं बनाया तो मंदिर के बाहर उसका अस्तित्व क्यों है? धूपबत्ती के पैकेट, आधी जली अगरबत्ती, माचिस के खोल, प्रसाद वाली पॉलीथीन। एक नहीं, हर मंदिर के आस-पास ऐसा ही हाल है। प्रसाद की दुकानें होंगी तो बाहर कूड़ा। लोग आएँगे तो पूजा सामग्री अंदर और कूड़ा बाहर। अंदर जिस श्रद्धा से मन में भाव जागते हैं, उससे कहीं ज्यादा तत्परता से बाहर कूड़ा फेंकते हैं लोग। हर आस्था के केंद्र के बाहर ऐसी तसवीरें नजर आती हैं तो भला बताइए कि जब हर जगह कूड़ा मौजूद है तो उसे सत्य क्यों न मानें?"

"जजमान, लेकिन किसी पुराण में थोड़े ही लिखा है कि कूड़ा मंदिर के बाहर फेंकें? लोग ऐसा करते हैं, इसलिए इसे सत्य तो नहीं मान सकते।" पंडितजी ने पूरा धैर्य दिखाते हुए कहा।

यजमान ने एक और दाँव छोड़ा—"लोग भंडारा करते हैं, पुण्य कमाते हैं और सड़क हर तरफ पत्तल से पट जाती है। जिस-जिस ने प्रसाद खाकर भगवान् को याद किया, उसने उतने ही पत्तल सड़क पर फेंके। जिसने भंडारा लगाया उसने सबसे ज्यादा फेंके। तो यहाँ पूजा और कूड़ा बराबर हुआ न?" पंडित ने आँखें तरेरी। "ये कैसे तर्क हैं जजमान?"

पर यजमान पूरी तैयारी के साथ आया था—"क्या पंडितजी, आप ही कहते हैं कि मुंडन कराओ तो बाल आटे की लोई में लपेट कर नदी में प्रवाहित करो, पूजा करो तो फूल नदी में, प्रतिमाएँ हों तो विसर्जन जल में। जितनी पूजा उतना कूड़ा। ये तो सत्य है न?"

पंडितजी की साँसें अब तेज हो चुकी थीं। उन्होंने कहा, "आप आस्था से खेल रहे हो, जजमान।" कूड़ा-बोध से जाग्रत हुए यजमान ने तुरंत कहा, "आप गलत समझ रहे हैं। मैं इसे बंद करने की बात नहीं कर रहा। मैं तो इसे मान्यता देने की बात कर रहा हूँ। मैं तो चाहता हूँ कि इसे भी मान्यता मिल जाए। मतलब, जो कूड़ा मंदिर के बाहर है, वो सत्य है, जो कूड़ा नदियों में फेंका जा रहा है वह भी सत्य है। इसे न तो आप बदल पाएँगे और न ही हम जैसे सुविधाभोगी लोग अपनी आदत बदल पाएँगे।" यजमान ने प्रस्ताव दिया, "हम ऐसा क्यों न करें कि हम इस सारे कूड़े को भी पूजनीय मान लें? जब सब सत्य है और बदलने वाला नहीं है तो क्यों न उसे भी पूज लिया जाए?"

पंडितजी ने आँखें फाड़ते हुए देखा। ऐसी धर्मविहीन बातों पर क्या जवाब दें? ऐसा तो किसी ने सिखाया भी नहीं था। उनके मुँह से 'राम-राम' निकलने को ही था कि यजमान फिर बोल उठा—"विप्र प्रवर आप समझिए, लोग मंदिरों में आएँगे ही, कूड़ा डालेंगे ही, जब हम उसे पूजनीय बना देंगे तो लोगों के दिल में अपराध भाव भी न रहेगा। बाहर आकर कूड़े के ढेर पर कुछ पैसा भी चढ़ा ही जाएँगे। उन्हें पुण्य की प्राप्ति होगी, वह अलग। जब नवरात्रि के बाद पूजन सामग्री नदी में प्रवाहित कर दिल को चैन आ जाता है तो इसमें क्यों नहीं? लोग महीनों तक पूजन सामग्री तो इकट्ठा करते हैं प्रवाहित करने के लिए। जब यह प्रथा का हिस्सा है तो क्यों न इसे भी कथा-

कहानी में बाँध लिया जाए? देखिए, नदियाँ तो गंदी होंगी ही, लोग कूड़ा फेंकेंगे ही, पर इसे श्रद्धा से जोड़ आप लोगों की कितनी रक्षा करेंगे? अन्यथा तो हर तरफ साफ-सफाई की बातें चल रही हैं। लोग बातें सुनते हैं, समझते हैं फिर दिल पर बोझ रखकर वही करते हैं, जो करते आए हैं। आप लोगों के दिल का बोझ उतार देंगे।"

पंडितजी का माथा घूम चुका था। इससे पहले कि वो शांत रूप को छोड़कर दुर्वासा बन जाते, उन्होंने फिर पूछा—"मुझसे क्या चाहते हो जजमान?" यजमान बोला कि

"मेरे साथ कहिए कूड़े की जय-जय
कूड़े फैलाने वालों की जय-जय।"

पंडितजी ने सुविधाजनक रास्ता अपनाते हुए साथ में जयकारा लगाया और हाथ जोड़कर निकल लेने में भलाई समझी। यजमान ने इसे मौन स्वीकृति समझते हुए एक आरती लिखनी शुरू कर दी—

जय-जय कूड़ा देव, भैया जय-जय कूड़ा देव—
सड़क हो या गली, हर जगह मिल जाते
पूजा हो या हवन, हर दिन बढ़ जाते
जय-जय कूड़ा देव, भैया जय-जय कूड़ा देव,
कूड़े का ढेर न होता तो हम कहाँ फेंक पाते
पॉलिथीन और कचरा सब घर वापस लाते
जय-जय कूड़ा देव, भैया जय-जय कूड़ा देव—
न आकार, न निराकार तुम हो शुद्ध विकार
भक्त हो या पुजारी, कोई न करे विचार
जय-जय कूड़ा देव, भैया जय-जय कूड़ा देव—
मक्खियाँ तुम पर बैठें, मच्छर तुम फैलाते
तुम न होते तो डॉक्टरों के धंधे बंद हो जाते
जय-जय कूड़ा देव, भैया जय-जय कूड़ा देव—

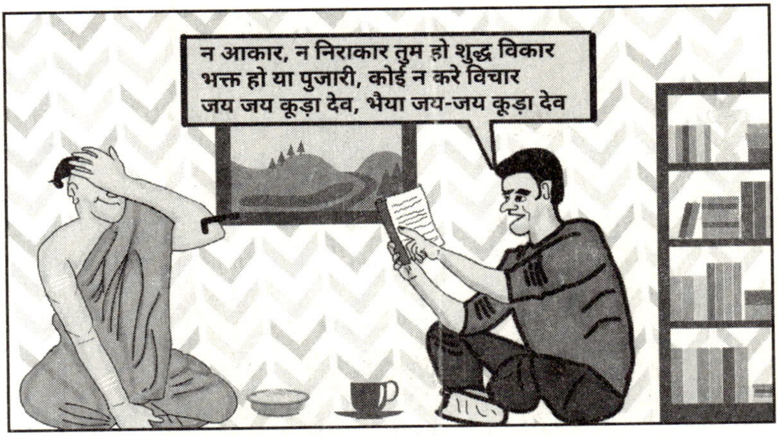

स्वच्छता की कथा लिखिए

धार्मिक स्थल मन को स्वच्छ बनाकर ईश्वर को मन में बसाने का संदेश देते हैं। हर धार्मिक स्थल में स्वच्छता पर ध्यान दिया जाता है, पर धर्म स्थल के बाहर की गंदगी को हम अनदेखा कर देते हैं। देश में सैकड़ों ऐसे मंदिर मिल जाएँगे जो अंदर से जितने साफ हैं, बाहर से उतने ही गंदे हैं। कुछ इस तरह की तसवीर भी दिख जाएगी, जिसमें श्रद्धापूर्वक लोगों की अर्पित की गई चीजें कूड़े का हिस्सा बन जाती हैं।

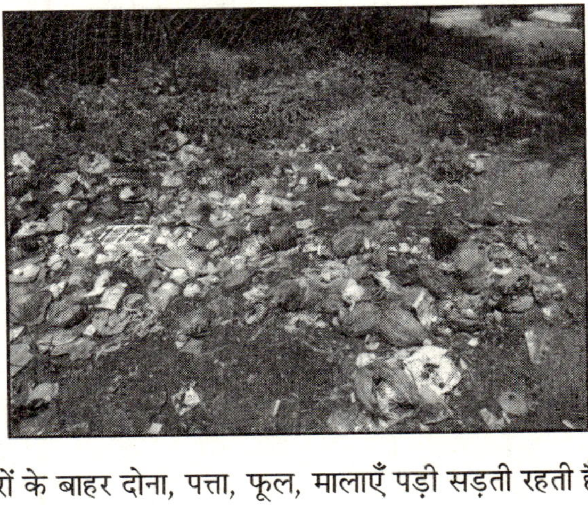

मंदिरों के बाहर दोना, पत्ता, फूल, मालाएँ पड़ी सड़ती रहती हैं। मंदिर के

आस-पास पूजन सामग्री से सजी दुकानें भी दिख जाएँगी, लेकिन वे भी सफाई करना अपनी जिम्मेदारी नहीं समझते। कहीं बेलपत्र तो कहीं गेंदा मुँह चिढ़ा रहा होता है। जहाँ मुंडन-संस्कार होता है, वहाँ बालों के गुच्छे पड़े मिलेंगे। मक्खी-मच्छर मिलना भी आम बात है। किसी बड़े त्योहार पर भक्तों की संख्या बढ़ जाती है और हर मंदिर में थोक के भाव फूल-पत्तियाँ निकलती हैं। मंदिर प्रबंधक इन्हें कूड़े में डाल कर कर्तव्य की इतिश्री समझ लेते हैं।

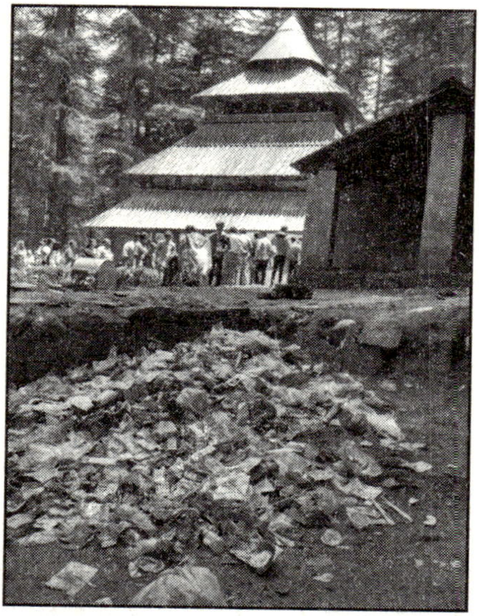

मनाली में हिडिंबा मंदिर के पास गंदगी का ढेर

अब बदलाव आ रहा है। वाराणसी के काशी विश्वनाथ मंदिर में 5 जून, 2017 से मंदिर से निकलने वाली फूल-पत्तियों के अवशिष्ट को खाद बनाने का काम शुरू किया गया है। अब तक फूल, मालाएँ, पत्तियाँ और दूसरी चीजें रामघाट पर गंगा में बहा दी जाती थीं। ऑर्ट ऑफ लिविंग, कोल इंडिया और वाराणसी नगर निगम ने मिलकर यह पहल की है। इस योजना में वाराणसी के दूसरे मंदिरों को भी शामिल किया गया है। अनुमान के मुताबिक, सालाना सात लाख तीस हजार टन अवशिष्ट अब गंगा में नहीं

बहेगा, बल्कि खाद बनेगा।

बिहार के देवघर में बाबा वैद्यनाथ मंदिर और पास के 21 मंदिरों से निकलने वाले बेलपत्र और फूल अब फेंके नहीं जाते। इन्हें इकट्ठा कर खाद तैयार की जाती है। इस खाद को बाजार में 20–22 रुपए में बेचा जाता है। मंदिर को इस कूड़े से कमाई हो जाती है और लोगों को सस्ती खाद मिलती है। किसी की आस्था को ठेस भी नहीं पहुँचती। कोल इंडिया की ईस्टर्न कोल फील्डस लिमिटेड इसी तरह की योजनाएँ और भी जगह लगाने की तैयारी में है।

उत्तर प्रदेश के मुख्यमंत्री योगी आदित्यनाथ के बाबा गोरखनाथ मठ में तो करीब 400 गायें हैं। यहाँ भी गोबर को फेंका नहीं जाता, बल्कि इससे जैविक खाद तैयार की जाती है। महीने में 500 बोरी के करीब खाद निकलती है, जिसे मंदिर में तो इस्तेमाल किया ही जाता है और किसानों को भी सस्ते दामों पर बेचा जाता है।

ये पहल दिखाती है कि धार्मिक स्थलों के पास विकल्प हैं। थोड़ी सी जागरूकता और थोड़े से प्रयास से लाखों टन फूल-मालाएँ कूड़े में नहीं जाएँगी, बल्कि खाद बनकर धरती माँ को शोभित करेंगी।

□

बशीर खान F वाले

बशीर खान आज बेहद खुश थे। कहना चाहिए कि आज उनके पैर जमीन पर नहीं पड़ रहे थे। सोसाइटी की बीसवीं मंजिल पर रहनेवाले वैसे भी अपने को टॉप ऑफ द वर्ल्ड ही मानते रहे हैं, लेकिन आज उनके बरखुरदार मुनव्वर ने उन्हें गर्व करने का मौका दिया है। मुनव्वर की स्कूल डायरी पर लिखकर आया था कि उसने पहला प्राइज जीता है और वह भी निबंध प्रतियोगिता में।

बशीर खान ऑफिस में मशगूल रहते थे। बच्चों की पढ़ाई से उनका सीधा-सीधा वास्ता न था। दफ्तर से आकर उन्हें मुनव्वर के साथ बिताने को थोड़ा-बहुत वक्त मिलता था। इस बीच में वह होमवर्क के बारे में पूछ लिया करते थे। लिखने-लिखाने में बशीर खान की कोई दिलचस्पी नहीं थी। कभी मुनव्वर को लिखना-सिखाया हो, ऐसा उन्हें याद नहीं। ऐसे में उनके लख्ते जिगर ने कैसे पहला पुरस्कार जीत लिया, वह भी निबंध में, यह उनके लिए भी हैरानी की चीज थी।

बशीर खान जब से घर में दाखिल हुए, तब से डायरी उनके हाथों में चिपकी हुई है। वह बीसवीं मंजिल की बॉलकनी में खड़े होकर समुद्र से आती हवा का मजा ले रहे हैं। मुंबई में बीसवीं मंजिल पर फ्लोर होना और वह भी समुद्र के नजदीक यही बात वी.आई.पी. बनाने के लिए काफी है। दिल्ली में बीसवीं मंजिल का फ्लोर बिल्डर सस्ते दामों पर बेचता है तो मुंबई में महँगे दामों पर। F टॉवर में फ्लैट भी उन्हें अचानक सस्ते दामों पर मिल गया था। एक हाथ में डायरी और दूसरी से चाय की चुस्की लेते हुए बशीर साहब नीचे सोसाइटी के पार्क में निहार रहे थे। बॉलकनी में वक्त बिताना बशीर खान का

सबसे फेवरेट काम है। सुबह उठते हैं तो कुल्ला-मंजन भी बॉलकनी में ही होता है। बस, वह नहा कैसे बॉथरूम में लेते हैं, इसकी हैरानी खुद उन्हें भी होती होगी। पूरी सोसाइटी में हर किसी को पता था कि F टॉवर में बशीर खान का फ्लैट है।

बॉलकनी में जमे रहने के अलावा बशीर खान की एक और आदत थी—भिड़ जाने की। उन्हें हाई बीपी की बीमारी है। बावजूद इसके उन्होंने न तो अपने खान-पान के तरीके सुधारे और न ही भिड़ने से कभी पीछे हटे। सोसाइटी के लोगों को पता था कि बशीर खान साहब एक बार शुरू हुए तो उन्हें रोक पाना खुद उनके बस की बात नहीं होती। लोग दो ही तरीके से बशीर खान से निपटते थे। एक किस्म के तो पूरी तरह इग्नोर करके निकल जाते थे और दूसरी किस्म के लोग जमकर मजा लेते थे। दूसरी किस्म के लोग F वाले बशीर खान को छेड़ते थे, फिर उन्हें गुस्सा दिलाते थे और फिर कन्नी काट कर निकल जाते थे। गुस्सा हद से बढ़ जाता तो डॉक्टर के पास ले जाना पड़ता था।

मुनव्वर की खुशखबरी से परिवार को डर सता रहा था कि कहीं खुशी के मारे ही बशीर आउट ऑफ कंट्रोल न हो जाएँ और उन्हें हॉस्पिटल ले जाना पड़े। परिवार उन्हें शांत करने में जुटा था। चाय के बाद बशीर खान ने पान का बीड़ा लगा लिया था। बालकनी की रैलिंग को पकड़कर उन्हें ऐसा लग रहा था कि जैसे पूरी सोसाइटी आज उन्हें ही देख रही है। मुनव्वर इन सबसे बेखबर अपनी पढ़ाई में लगा था।

मुनव्वर छठी क्लास का छात्र है, बेहद शालीन और शाहीन। उससे बार-बार पूछा गया कि उसने ऐसा क्या लिख दिया कि उसे प्रथम पुरस्कार मिल गया, लेकिन मुनव्वर उस कंपीटिशन को ही भूल चुका था। कब कंपीटिशन हुआ, उसे तो याद भी नहीं था। क्लास में टीचर कुछ-न-कुछ लिखवाती रहती हैं। ऐसे में किस चीज में वह फर्स्ट आया, उसे एहसास भी नहीं था। हाँ, इतना जरूर था कि उसने भाँप लिया था कि आज टॉय का इंतजाम हो सकता है। उसने अब्बा के अच्छे मूड में 100 रुपए का इनाम ले लिया और साथ ही रिमोट कार का वादा भी करवा लिया था।

बारिश के मौसम में मोर जैसे पंख खोल देता है, ठीक उसी तरह बशीर पूरी सोसाइटी को इस कामयाबी के बारे में बता देना चाहते थे। बॉलकनी में खड़े होकर सोसाइटी के लोगों को एक के बाद एक फोन लगाकर इस बड़ी कामयाबी के बारे में बताया। पिच्च···मुँह खाली करके—"भाईसाहब, आपके लड़के ने कमाल कर दिया है। हें···हें···पूत के पाँव पालने में ही दिख जाते हैं···हें नाम रोशन करेगा बड़ा होकर। कल आइएगा स्कूल में, फंक्शन है··· हें···हें···हम जा रहे हैं, अवॉर्ड लेने।"

बशीर ने ऑफिस में पहले ही बोल दिया कि कल वह नहीं आ रहे हैं। अवॉर्ड लेने के बाद मुनव्वर को पार्टी के लिए लेकर जाना है। आधी रात बॉलकनी में बिताने के बाद बशीर जैसे-तैसे सोए। सुबह उठे तो दिमाग में सिर्फ बेटे का अवॉर्ड घूम रहा था। सुबह-सुबह स्कूल के टाइम पर आज मुनव्वर को साथ लेकर निकले। स्कूल पहुँचे तो पता चला कि कई तरह के अवॉर्ड दिए जाने का कार्यक्रम चल रहा था। मुनव्वर का नाम पुकारा गया और साथ ही पिता को भी स्टेज पर बुलाया गया। बशीर ने दाएँ देखा। फिर बाएँ देखा, फिर कोट की टाई ठीक करते हुए स्टेज की तरफ बढ़ चले।

स्टेज से एनाउंस हो रहा था कि सभी मुनव्वर के लिए तालियाँ बजाएँ, क्योंकि मुनव्वर ने ऐसा निबंध लिखा था, जो उसकी रचनात्मकता को दिखाता था। निबंध का विषय था—मेरे पापा, मेरे हीरो। बशीर साहब ने अपने बेटे की तरफ गर्व से देखा। बेटे का ध्यान ट्रॉफी पर लगा था। तभी स्टेज से एनाउंस हुआ कि कि मुनव्वर अपना निबंध सभी के सामने खुद पढ़कर सुनाएगा। बशीर की मुसकराहट देखते हुए बनती थी।

मुनव्वर ने बोलना शुरू किया।

"गुड मॉर्निंग मेरे पापा, मेरे हीरो"

बशीर का दिल किया कि अभी मुनव्वर को गले लगा ले।

मुनव्वर ने पूरे आत्मविश्वास के साथ आगे बोला।

"मैं बड़ा होकर अपने पापा जैसा बनना चाहता हूँ। मैं रोज सुबह उठने के साथ ब्रश करूँगा, ताकि मेरे दाँत साफ हो सकें। ब्रश करने के बाद कुल्ला

नीचे करूँगा, ताकि घर गंदा न हो। मेरे पापा भी ऐसा ही करते हैं।"

बैठी हुई सारी ऑडियंस हँस पड़ी। बशीर की मुसकराहट जा चुकी थी, अब आँखों में हैरानी थी कि अगली लाइन मुनव्वर क्या बोलने वाला है ?

"नाश्ते में मैं पापा की तरह हेल्दी फूड खाना पसंद करता हूँ। पापा सुबह-सुबह बॉलकनी में खड़े होकर अंडे खाते हैं और छिलके घर में नहीं फेंकते। मैं भी ऐसा ही करूँगा। पापा, कभी घर गंदा नहीं करते। सारे खराब पेपर, चिप्स और बिस्कुट के पैकेट कभी घर में नहीं फैलाते, नीचे फेंकते हैं। मैं भी पापा जैसा ही करूँगा।"

सारी ऑडियंस पेट पकड़कर हँस रही थी। बशीर साहब तो मूर्ति बन गए थे। उन्हें ऐसा लग रहा था कि हर कोई सिर्फ और सिर्फ उन पर हँस रहा है। वह ये बोल भी नहीं पा रहे थे मुनव्वर बेटा, बस कर।

"मैं बड़ा होकर पान खाऊँगा, पापा भी पान खाते हैं। पापा पान खाकर कभी···घर गंदा नहीं करते।" ऑडियंस साथ बोल पड़ी थी।

जोर से तालियाँ बजने लगी थीं। पूरा ऑडिटोरियम तालियों से गूँज रहा था। मुनव्वर ने एक बार आँख उठाकर देखा, उसे समझ नहीं आ रहा था कि क्या हो रहा है ? उसने दोबारा पढ़ना शुरू किया। बशीर पूरी ताकत से मुनव्वर को रोकना चाहता था, लेकिन उसके हाथ-पैरों ने जवाब दे दिया था। उसकी आँखों के आगे अँधेरा छाने लगा था।

मुनव्वर ने निबंध खत्म किया—"मेरे पापा बेस्ट हैं, मैं पापा जैसा बनना चाहता हूँ।"

ऑडिटोरियम तालियों से गूँज रहा था। स्कूल प्रिंसिपल ने मुनव्वर को ट्रॉफी पकड़ाई और बशीर को भी ट्रॉफी पकड़ने के लिए आगे बुलाया।

बशीर साहब को न ऑडिटोरियम दिख रहा था, न मुनव्वर। प्रिंसिपल तो आँखों के आगे से ओझल हो गई थी। बशीर को तालियों की आवाज सुनाई दे रही थी। दिख रही थी तो बस ट्रॉफी, जो मुँह चिढ़ा रही थी।

बशीर के मुँह में दही जम गई थी। बशीर स्टेज से नीचे उतरे तो उनके एक हाथ में ट्रॉफी थी और दूसरे में मुनव्वर की अंगुली थामी हुई थी। रास्ते भर

में तालियाँ बज रही थीं। बशीर सोचते जा रहे थे कि बच्चे को इनाम अच्छा लिखने के लिए मिला है या सच लिखने के लिए?

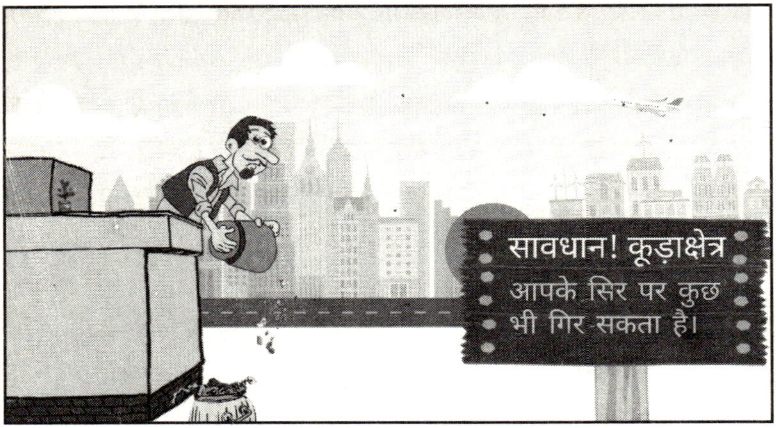

सावधान! बच्चे आप से ही सीखते हैं

बशीर साहब की जगह शर्माजी हो सकते थे, किसी लाल साहब या श्रीवास्तवजी के साथ भी यह घटना हो सकती है। बच्चे माता-पिता का ही आईना होते हैं। जैसा माँ-बाप करेंगे, बच्चे भी उन्हीं पद-चिह्नों पर चलेंगे।

हर बच्चे के लिए उसके माँ-बाप ही उसके रोल मॉडल होते हैं। छोटी उम्र में आदतों और व्यक्तित्व पर जो प्रभाव पड़ता है, वह ताउम्र बना रहता है। इसलिए बच्चों के सामने जो करें, थोड़ा सोच-समझ कर।

बच्चों को पढ़ाना-लिखाना बेहद जरूरी है। साथ ही, जरूरी है, उन्हें सेहतमंद बनाना। साफ वातावरण में ही सेहत पनप सकती है।

अकसर माता-पिता बच्चों को बदन और कपड़ों की सफाई रखना सिखा देते हैं, पर अपने समाज में सफाई रखने की जिम्मेदारी सिखाना चूक जाते हैं। नतीजा होता है—बीमारियों का फैलना, जिसका खामियाजा खुद बच्चों को उठाना पड़ता है। सेहतमंद आदतें बच्चों को ज्यादा सुरक्षित रखेंगी। ध्यान रखिए, जिंदगी में कामयाब वही होते हैं, जो स्वस्थ रहते हैं। बीमार इनसान कामयाबी की दहलीज पर पहुँच कर भी नाकामयाब हो जाता है।

सिखाने का सबसे अच्छा तरीका है—खुद वह काम करके दिखाना। जैसे अगर बच्चों के सामने माता-पिता बचा-खुचा सामान कूड़ेदान में डालेंगे तो बच्चे भी वही सीखेंगे। अगर रूमाल रखकर खांसेंगे तो बच्चे भी वैसा ही करेंगे।

यह बात सिर्फ माता-पिता पर ही लागू नहीं होती। अगर आप टीचर हैं, अगर आप स्कूल-कॉलेज में सीनियर हैं, अगर आप बड़े भाई-बहन हैं तो आपके पास अपने से छोटों को नई दिशा देने का मौका है। उठिए, और समाज को बदलने में भागीदार बनिए।

□

झाड़ू चल गई

असलम गारू की नजर पार्टी की टिकट पर लगी थी। हवा का रुख भाँपते हुए असलम गारू को लग रहा था कि उनकी पार्टी इस बार यह सीट जीतने वाली है। किसी सीट पर वोटरों के भरोसे को जीतने से भी बड़ा काम होता है—पार्टी हाईकमान का विश्वास जीतना। सीट तो समीकरण पर निकलती है, लेकिन टिकट काबिलियत पर। असलम गारू में काबिलियत की कोई कमी नहीं थी। सबसे बड़ी काबिलियत थी—मीडिया से उनकी दोस्ती। असलम साहब अखबारों से लेकर टी.वी. के पत्रकारों को जब-तब फोन और मैसेज करके संपर्क में बने रहते थे।

असलम गारू। गारू बोले तो रिस्पेक्टबल जैसे बंगाली में 'दादा' और दिल्ली में 'सर' टाइप। असलम गारू छह फीट से भी लंबे थे। तगड़े ऐसे कि अगर जापान में होते तो सूमो पहलवानी में दाँव आजमा सकते थे। चेहरा ऐसा, जैसे न जाने कितने युद्धों का सामना कर चुका हो। साँवला रंग और चेहरे पर दमदार उठी हुई मूँछें। ऐसी शख्सियत, जिससे पंगा हो भी जाए तो सामने वाला लड़ने से पहले दस बार सोचेगा, लेकिन पास रहनेवालों के लिए वह गारू भारी बदन की वजह से नहीं थे। उनका स्वभाव उनके बदन से एकदम उल्टा था। बेहद नर्म, सुशील, मृदुभाषी सज्जन। इसलिए आस-पास के लिए वह गारू थे, जो हर वक्त मदद करने के लिए तैयार रहते थे। असलम गारू की बस चाहत थी कि चुनाव लड़ने के लिए पार्टी का टिकट मिल जाए।

असलम गारू आजकल अखबारों में स्वच्छता अभियान के बारे में

काफी पढ़ रहे थे। उन्हें यह भी समझ आ रहा था कि स्वच्छता अभियान में हिस्सा लेकर उनके टिकट के अभियान में कुछ मार्क्स जुड़ जाएँगे, ठीक उसी तरह जैसे कई टीचर साफ राइटिंग से खुश होकर दो-चार नंबर फ्री में दे डालते हैं। वह स्वच्छता अभियान को लेकर फोटो शूट करना चाहते थे। दिक्कत यह थी कि हैदराबाद में उत्तर भारत के शहरों जैसी सफाई हो ही नहीं सकती। एक तो लोग गंदगी कम फैलाते हैं और दूसरा, अगर फैलती भी है तो रात में निगम के कर्मचारी मेहनत से सफाई कर डालते हैं। कुछ एक इलाकों को छोड़कर गंदगी ढूँढ़ना बड़ी मुसीबत है।

नेकलेस रोड बड़ा टूरिस्ट स्पॉट है। यहाँ हर कुछ कदम पर डस्टबीन लगे हैं। एन.टी.आर. गार्डन में चप्पे-चप्पे पर गार्ड तैनात हैं, जो कूड़े तो क्या इनसान को भी रुकने नहीं देते। शहर के अंदरूनी इलाकों में कहीं-कहीं गंदगी फैली नजर आ जाएगी, पर वे इलाके असलम गारू के रेडार में नहीं थे।

अकसर सफाई के लिए मशहूर जगह देखी जाती है। जैसे दिल्ली में हो तो यमुना का किनारा, आगरा तो हो ताजमहल के आस-पास, मुंबई में कोई बीच पकड़ लो। कचरा साफ करने के लिए लोग दूर-दूर पहुँच जाएँगे, लेकिन अपने पास की गली या पार्क पर किसी की नजर नहीं जाती। अकसर देखा यह भी गया है कि सफाई अभियान और कैमरों का गहरा रिश्ता है। जहाँ कैमरे पहुँचने की संभावना ज्यादा होगी, वहीं सफाई अभियान भी चलेगा। यही बात असलम गारू को उनके शुभचिंतक समझाने में लगे थे—

चमचा-1 : भाई, जरा अपने पोट्टो को बुलाओ। फोटोआँ छपेंगीं तो काम बनेंगा।

असलम : काम हो जाइएँगा ना?

चमचा-1 : अरे मियाँ, इधर जिंदगी की इच गारंटी नहीं है। तुम खाली अल्लाह पर यकीन रखो।

असलम : थोड़ी शर्म आ री जी, ऐसे सफाई को, घर पे कभी झाड़ू हाथ भी नहीं लगाया मालूम…।

चमचा-1 : अरे आज कल फैशन में है मियाँ, असल में कौन बोले रे करने को? खाली एक फोटो खिंचाने के वास्ते, बस।

असलम : टिकिट में फायदा दिखे तो कुछ भी करलेतु जी।

चमचा-1 : ऐसा करें बोल तो, इक इच सीट पर दो टिकट मिल जातीं आपकूँ।

सभी हँस रहे थे। चमचों की खासियत होती है कि वे पतीले को ऐसी दुनिया में ले जाते हैं, जिसका सच से कोई वास्ता भी नहीं होता। हर पतीले की ख्वाहिश होती है कि वह ऐसी दुनिया हो, जहाँ सिर्फ उसका पेंदा चले। चमचे उसी के पेंदे पर आवाज करके उसे इसी ख्वाबी दुनिया के हकीकत होने का यकीन दिला देते हैं। दो टिकटों की बात सुनकर असलम गारू खुलकर हँस पड़े थे।

असलम गारू के परिवार की चारमीनार पर चूड़ियों की दुकान थी। दुकान सँभालने के लिए घर के लोग थे। सो, असलम को राजनीति के लिए छुट्टा छोड़ दिया गया था। वैसे भी असलम जैसी कद-काठी के लोग चूड़ियाँ बेचने के धंधे में फिट साबित नहीं होते, पर राजनीति के लिए एकदम फिट थे। अपने चमचों की बात सुनकर असलम गारू ने झाड़ू उठाकर एक फोटो सेशन करने की बात स्वीकार कर ली। तुरंत एक वीडियोग्राफर और एक फोटोग्राफर को फोन कर समय निकालने के लिए कह दिया गया। पर सवाल यह था कि साफ क्या करें?

शहर में ऐसी कई जगहें हैं, जो वाकई में गंदी हैं पर उन्हें साफ करने का जिम्मा तो नगर निगम का था। वहाँ हाथ लगाने का मतलब था, बड़ी मुश्किल खड़ी हो जाना। चारमीनार के आस-पास सफाई करने में इलाके में मजाक उड़ने का डर था। असलम गारू की दिक्कत यह थी कि जितना ऊँचा उनका कद था, उनका मजाक भी उतनी जल्दी उड़ जाता था। उड़ता भी अच्छा-खासा था। वैसे औरों को उड़ता न भी दिखाई दे, पर असलम गारू की नजरों में तो उड़ ही जाता था। ऐसे मौकों पर उनका मुँह बंद हो जाता था और अकसर वह मजाक उड़ाने वाले से बात करना बंद कर देते थे।

चमचों के साथ फिर से चर्चा चल रही थी।

चमचा-2 : मामा, चारमीनार बेस्ट है।

चमचा-1 : अरे भाई का मज्जाक बनाते क्या जी, लोगाँ क्या बोल लेते, उधर इच दुकानाँ भी हैं।

चमचा-2 : अब क्या नेकलेस रोड जाकें सफाई करना क्या?

चमचा-1 : मैं सोंचरा था, उधरिच ठीक रहता।

चमचा-2 : भाई, आप कुछ भी बोलो, नैकलेस रोड पहले से इच साफ है न जी, वहाँ क्या साफ करना?

चमचा-1 : अरे मियाँ, ये इच तो पॉलिटिक्स है, जो नहीं है उसे बना लेके फिर उसी को इच साफ करो।

असलम : प्रेस वालाँ को क्या दिखानाँ जी, कचरा तो है इच नहीं।

चमचा-2 : कचराँ मैं ले आना जी। पेड़ाँ के पत्तें लाने की मैं सोंचरा।

चमचा-1 : मैं अपनी इच दुकानाँ से खालीं बोतलां ले आता। मियाँ ओरिजिनकल सीन बनेंगा।

असलम गारू मुसकरा दिए। आँख बंद करते ही उन्हें एक चित्र दिखाई दिया। टिकट उड़ रही थी और वह टिकट पर ऐसे सवार थे, जैसे हवाई कालीन पर अलादीन।

सपने से बाहर आते ही उन्होंने फोन पकड़कर तुरंत टाइप करना शुरू किया। सारे मीडिया के रिपोर्टर को उन्होंने मैसेज भेजे। कुछ को फोन किया कि नेकलेस रोड की सफाई कल शाम 5 बजे। शाम 5 बजे का टाइम बड़ा सोच-समझकर चुना था। एक तो अखबारों के रिपोर्टर उस वक्त पेज भरने के लिए खबरें ढूँढ़ रहे होते हैं। दूसरा, उस वक्त सूरज की रौशनी ऐसी होती है, जिससे कैमरे वालों को शूट करना आसान होता है। न ज्यादा तेज और न ही कम। मीडिया के दोस्तों में से कुछ ने 'हाँ' कर दी, कुछ ने कल बताने की बात कही। यह तय था कि अगले 24 घंटों में इन सभी मीडिया वालों के फोन में असलम के इतने मैसेज गिरेंगे कि उन्हें खुद फोन में सफाई अभियान चलाना पड़ेगा।

शाम होते-होते कूड़ा नेकलेस रोड की सड़कों पर फैल गया था। पेड़ों की पत्तियाँ साफ सड़क पर सफाई के साथ उचित दूरी पर बिखेर दी गईं। पत्तियों में आठ अलग-अलग रंग की पत्तियाँ थीं। ऐसे-ऐसे पेड़ों की पत्तियाँ थीं, जो नेकलेस रोड़ पर थे ही नहीं। बोतलों में भी नौ ब्रांड की बोतलें जुटाई गईं। रंगों पर विशेष ध्यान दिया गया, ताकि कूड़ा आकर्षक लगे। दस बड़ी वाली झाड़ू का इंतजाम किया गया। घर पर असलम गारू ने ग्यारह बार झाड़ू चलाने की प्रैक्टिस की थी।

खैर, पाँच बज चुके थे। कुछ अखबारों के रिपोर्टर पहुँच भी गए थे। उन सभी के लिए खाने-पीने का इंतजाम असलम गारू ने किया था, पर टी.वी. की टीम पहुँची नहीं थी। असलम गारू जानते थे कि तय वक्त पर टी.वी. रिपोर्टर को पहुँचने की आदत नहीं होती, पर अखबारों के रिपोर्टर जल्दी कर रहे थे। इसलिए उन्होंने उनके सामने झाड़ू उठाई ही थी कि रिपोर्टरों ने मना कर दिया। दो-चार सवाल पूछकर कहा कि हमारा स्टिल फोटोग्राफर आता ही होगा, उसी के बाद सफाई कीजिएगा। पूछे गए सवालों के जवाब कागज पर दर्ज कर वे निकल लिए। थोड़ी देर में टी.वी. की टीम पहुँचनी शुरू हुई। टी.वी. कैमरों के ऑन होते ही स्वच्छता अभियान जोर-शोर से शुरू हुआ। असलम ने पूरी जान से झाड़ू चलाई। तेज हवा के कारण पत्तियाँ और तेजी से दूर-दूर तक फैल रही थीं। टी.वी. वालों का काम पूरा हो गया था। उन्होंने बाइट ली और चलते बने। पत्तियाँ और बोतल अब भी सड़क पर बिखरे हुए थे।

इतने में अखबारों के फोटोग्राफर भी आ गए। असलम गारू की झाड़ू एक बार फिर तेजी से चल पड़ी थी। सारे चमचों ने भी सफाई में जान लगा दी थी। खट-खट कर अलग-अलग एंगल से फोटो खींचे जा रहे थे। काम पूरा हो गया था। सूखी पत्तियाँ हवा के साथ उड़ रही थीं, अलबत्ता बोतलें जरूर डस्टबिन तक पहुँच गई थीं। काम पूरा होने की खुशी में असलम ने अपनी पानी की बोतल निकाली और गट-गट कर पूरा लीटर पानी पी गए। अखबारों में छपने के लिए फोटो खींची जा चुकी थीं। पर फोटोग्राफरों का

कैमरा रुक-रुक कर अब भी चल रहा था।

असलम गारू खुशी-खुशी घर पहुँचे। आज उन्हें सुकून की नींद आनेवाली थी। एक तो झाड़ू काफी भारी थी। बार-बार पोज देने के चक्कर में वो झाड़ू चला-चलाकर थक गए थे। हल्की नींद में आते ही उन्हें फिर से सपना आया कि वह विशाल टिकट पर बैठे थे और टिकट उड़ रहा है अलादीन के कालीन की तरह, दिल्ली की तरफ।

सुबह खाला जान ने लगभग चीखते हुए उन्हें उठाया। आँखें मलते हुए वह उठ भी नहीं पाए थे कि उनके हाथ में अखबार थमा दिया गया। अखबार के पहले पेज के बॉटम में उनकी खबर लगी हुई थी, साथ में तसवीर भी।

तसवीर को उन्होंने एक बार देखा, दूसरी बार देखा, तीसरी बार देखा। आँखों पर यकीन नहीं हुआ। पूरे दिन की मेहनत के बाद ये फोटो। एक हाथ में झाड़ू और दूसरी हाथ में पानी की बोतल को हुसैन सागर में फेंकने का फोटो। शीर्षक लगाया गया था, 'ऐसी सफाई से भगवान् बचाए।' असलम गारू पर झाड़ू चल गई।

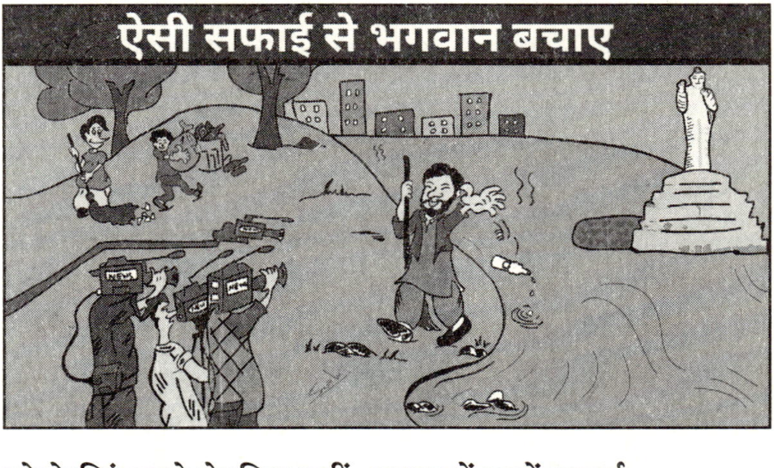

फोटो खिंचवाने के लिए नहीं, आदत में डालें सफाई

क्या नेता, क्या जनता स्वच्छता अभियान शुरू होते ही सभी को सफाई करते हुए फोटो खिंचवाने का चस्का लग गया। नेताओं की फोटो अखबारों

में और जनता की फोटो फेसबुक, ट्विटर, इंस्टाग्राम पर पहुँच जाती है। सच यह है कि स्वच्छता तभी आएगी, जब आदत बन जाएगी। जापान में पहली क्लास से बच्चे सफाई अभियान में शामिल होते हैं। बच्चे जिस रूम में पढ़ते हैं, उसे रोज साफ करने की जिम्मेदारी उन्हीं की होती है। दुनिया में इस तरीके को लेकर एक राय नहीं है, पर यह भी सच है अगर बच्चों को छोटी-छोटी चीजों से जोड़ा जाएगा तो यह जीवन भर उनकी आदत में शामिल रहेगा। जापान दुनिया के सबसे साफ देशों में शामिल है।

दूसरी सबसे बड़ी गलती हम यह करते हैं कि हम कुछ बड़ा करने का इंतजार करते हैं। कुछ बड़ा करने का इरादा अकसर छोटे सकारात्मक बदलावों को रोके रखता है। आस-पास कोई एक कोना चुन लीजिए, पूरी सड़क को साफ करने का टार्गेट मत रखिए। हफ्ते भर में दो घंटे का छोटा-छोटा श्रमदान बड़ा बदलाव ला सकता है।

तीसरी बड़ी गलती हम यह करते हैं—हम अकेले काम करने का जिम्मा उठा लेते हैं। आप किसी ग्रुप में शामिल हो जाइए या अपना ग्रुप आप खुद बनाइए। समूह में काम करने से हौसला बना रहता है। अगर आस-पास कोई ग्रुप न मिले तो थोड़ी पहल कीजिए अपने आस-पास सफाई का ग्रुप बनाने के लिए। बंगलूरु में THE UGLY INDIAN नाम से ग्रुप चलता है। इस ग्रुप की खासियत यह है कि इसमें सभी गुमनाम तरीके से काम करते हैं। लोग जुटते हैं किसी एक गंदी जगह पर, मेहनत करते हैं, कूड़ा हटाते हैं, उसे सुंदर बनाते हैं। ग्रुप ने कम-से-कम सौ जगहों को गंदे से स्वच्छ ही नहीं सुंदर बना दिया है। अब 'द अगली इंडियन' ग्रुप दूसरे शहरों में काम कर रहा है। इसकी टैग लाइन है—मुँह बंद, काम चालू।

इसी तरह के ग्रुप लगभग हर शहर में चल रहे हैं और अगर नहीं चल रहे हैं तो आपके पास मौका है, एक नई शुरुआत करने का। ग्रुप बनाने का एक और फायदा होता है कि एक बार जो सफाई अभियान में शामिल हो जाता है, वह कूड़ा-कचरा फैलाने से पहले लाख बार सोचता है। दूसरों को साथ लीजिए पर उम्मीद अपने से ही रखिए। सफाई आप सबसे पहले अपने

लिए कर रहे हैं। पड़ोस साफ रहेगा तो हम भी बीमारियों से दूर रहेंगे।

ऐसा नहीं कि स्वच्छता अभियान में शामिल होकर आप फोटो मत खिंचवाइए। फोटो क्लिक कीजिए, पर एक लक्ष्य पूरा होने के बाद। लोगों को झाड़ू पकड़ने की खबर मत दीजिए, बल्कि लक्ष्य पूरा होने की खबर दीजिए, ज्यादा लाइक मिलेंगे।

□

एडवेंचर हॉलीडे

रोजगार देश की सबसे बड़ी समस्या है। अगर नहीं मिला तो पूरी जिंदगी सरकार के नाम की पर्ची फाड़ने में बीत जाती है और मिल गया तो अपने बॉस के नाम। छुट्टियों से लेकर वेतन तक और पेंशन से लेकर टेंशन तक हर समस्या की जड़ या तो सरकार होती है या बॉस। सरकारें आजकल खामख्वाह हीं आंत्रपेन्योर बनने जैसी बातें कर रही हैं। जिसका नाम ही इतना मुश्किल है, वो काम भला कोई कैसे करे? इस देश का जीवन दर्शन ऐसा है कि हम बॉस बनकर दूसरों का जीवन बरबाद करने के बारे में नहीं सोचते। पर कुछ लोग निकल आते हैं, जो कुछ नया करने का मन बना लेते हैं।

ऐसे ही एक जोड़ी है NRI और VRS की। NRI यानी नाथू राम इंगले जिन्हें लोग प्यार से NRI बुलाते हैं। दूसरे जोड़ीदार हैं विजय राज शर्मा यानी VRS। दोनों कई साल से एक स्टॉर्टअप को स्टॉर्ट करने में जुटे थे। उनके दिमाग में आइडिया जन्म लेता था। वह गर्भाशय में यानी गेस्टेशन में आठ-नौ महीने बिता भी देता था। जैसे ही आइडिया के जन्म लेने की बारी आती तो किसी महँगे अखबार में उनके आइडिया किल करनेवाला विज्ञापन आ जाता था। NRI और VRS मन मसोस कर रह जाते थे।

एक-आध बार आइडिया ने जन्म भी लिया तो हाल ऐसा हो गया, जैसे बड़ा सा दिखने वाला बम फुस्स होकर रह जाए। खैर, इस बार दोनों एक नई जुगत में थे।

NRI : इस बार कोई नया आइडिया निकाला जाए।

VRS : आइडिया ऐसा जिस पर कोई दूसरा हाथ लगाने की भी न सोच सके।

NRI : क्या कुछ गंदा सोचने वाले हो?

VRS : नहीं, गंदगी से जुड़ा हुआ।

NRI : सोचो, सोचो, इससे पहले की कोई और इसे हड़प ले।

VRS : मैं क्या कह रहा था कि दुनिया में लोग मरने के तरीके ढूँढ़ते हैं।

NRI : होश में तो हो?

VRS : होश में कह रहा हूँ? जैसे देखो, पहाड़ पर चढ़ते हैं, एवरेस्ट जैसे पहाड़ पर मौत सामने होती है। लोग मौत को चुनौती देते हैं। बर्फ पर स्कीइंग करते हैं। तेज बहती नदियों में राफ्टिंग करते हैं। समुद्र में सर्फिंग करते हैं। हवाई जहाज से कूद जाते हैं, जिसे स्काई डाइविंग कहते हैं। पैरा ग्लाइडिंग या हैंड ग्लाइडिंग। लोगों को मौत का सामना करने में मजा आता है, तभी ये सारे गेम हैं।

NRI : ओह! तो अब समझा VRS? तुम सबको एडवेंचर स्पोर्ट्स खिलाना चाहते हो।

VRS : अरे! पुराने गेम्स नहीं, नए गेम्स।

NRI : नए गेम्स, आइडिया तो बुरा नहीं है, पर गेम्स कौन से होंगे? जो गेम्स हम सोचेंगे, वे भला दूसरों के हाथ क्यों नहीं लग जाएँगे? तुम्हें पता ही है—'भँवरे ने खिलाया फूल और फूल को ले गया राज कुँवर।'

VRS ने हँसते हुए कहा, "अरे सर, आपके पुराने फिल्मी गाने याद करने की आदत कब जाएगी? अब तो सुरेश वाडेकर को भी याद नहीं होगा कि यह गाना उन्होंने कब गाया था?"

दोनों की जोड़ी जबरदस्त थी। NRI छोटे कद के उम्रदराज इनसान थे। वे जिंदगी में कुछ बड़ा करने की चाह में ही स्टार्टअप में आए थे। वहीं VRS एकदम युवा था। उसके पास आइडिया आते थे। NRI का काम आइडिया पर ब्रेक लगाने का ज्यादा होता था, क्योंकि पैसे और स्पॉन्सर

ढूँढ़ने की जिम्मेदारी उनकी ही होती थी। VRS आइडिया को विस्तार से पेश करने में लगा था।

VRS : गेम्स तो नए होंगे, पुरानों से बिल्कुल अलग। मौत इसमें हर पल भिनभिनाएगी। डर हर घड़ी मँडराएगा। मौत की बू एक-एक पल भारी कर देगी।

NRI : तुमने तो पुराने जमाने के पब्लिक टॉयलेट की याद दिला दी। कुछ-कुछ ऐसा ही होता था। मक्खियाँ भिनभिनाती थीं। मच्छर मँडराते रहते थे और बदबू के मारे तो एक मिनट नहीं बैठ पाते थे। हर पल दरवाजे के बाहर लोग खटखटाया करते थे। डर लगता था कि कोई दरवाजा तोड़कर न घुस जाए।

VRS : अरे! नहीं सरजी। एडवेंचर गेम्स तो वह है, जो हम बनाएँगे। पर आप उसके आस-पास ही हैं। मतलब देखिए, हम उन्हें एक जगह देंगे, जहाँ बीमारियाँ आस-पास फैली हों। आपको उनसे बचकर निकलना है। बचकर निकलने की ट्रेनिंग भी हम देंगे। हुआ न नया एडवेंचर स्पोर्ट्स, जिसमें सीधा मौत से सामना है!

NRI : ऐ भाई जरा देख के चलो, ऊपर ही नहीं नीचे भी, दाएँ ही नहीं बाएँ भी। भाई, बीमारियों से लड़ना कोई एडवेंचर गेम्स होता है?

VRS : आप समझते नहीं, लोग पुराने एडवेंचर गेम्स से इतनी जल्दी बोर हो जाते हैं, जितना महिलाएँ अपने कपड़ों से। तभी तो पूरे देश की सबसे बड़ी समस्या यही है कि अलमारी भरी है और पहनने के लिए कपड़े नहीं हैं। मतलब, एक एडवेंचर पूरा करने के बाद नया एडवेंचर चाहिए होता है। इसलिए यह आइडिया हिट रहेगा।

NRI : पर बीमारियों वाली जगह लाओगे कहाँ से? वह जगह खूबसूरत भी होनी चाहिए, वरना क्यों आएँगे लोग? बनाने

का खर्चा जानते हो न?

VRS : बनाना क्यों सरजी? अपना इंडिया है न? लोग कचरे को छिपाते हैं, हम दिखाकर लोगों को बुलाएँगे। मतलब हम दिखाएँगे कि ये कचरा है, गंदगी है, यहाँ डेंगू है, मलेरिया है। दम है तो बचकर दिखाओ।

NRI : और तुम्हें लगता है कि लोग चले आएँगे?

VRS : दौड़कर आएँगे। हम उन्हें बताएँगे कि उन्हें इस जगह एक हफ्ता रुकना है। हम मक्खियाँ छोड़ेंगे। अंग्रेजों के देश में ज्यादा ठंड होती है तो वहाँ मक्खियाँ नहीं होतीं। उनके लिए एडवेंचर है। हम तो होटल में भी मक्खियों का खास इंतजाम कर देंगे। वे जहाँ देखेंगे, मक्खियाँ दिखेगीं। फिर मच्छरों की फौज तो पहले ही रहती है। बस, जगह-जगह पानी छोड़ दो। गंदा पानी हुआ तो मलेरिया का मच्छर, साफ हुआ तो डेंगू का। इसी तरह बदबू फैलाने के लिए भी ज्यादा कुछ नहीं करना, सच कहें तो कुछ नहीं करना। दो-चार यूज किए हुए बच्चों के नैपकीन फिंकवा दो, बदबू में भी कोई कसर नहीं बचेगी। अगर चुनौती की तरह पेश किया गया तो लोग ईगो पर ले लेते हैं और ऐसे में अपना एडवेंचर टूरिज्म सिर चढ़ जाएगा।

NRI : देखो, ये आइडिया मुझे नहीं लगता कि काम करेगा। इस पर तो कोई पैसे भी नहीं लगाएगा।

VRS : आप किसी को इतनी डीटेल मत दो। सिर्फ एडवेंचर टूरिज्म सेंटर के बारे में बताओ। दस-बारह ब्रांच बनाएँगे। हर किसी में अलग-अलग किस्म का एडवेंचर, अलग किस्म के मच्छर और अलग किस्म की बीमारियाँ। जैसे, गरम मौसम में सलाद की प्लेट दो। एक घंटा बिना ढके छोड़ दो, मक्खियों को घूमने दो, बीमारी दौड़ी-दौड़ी आएगी।

ठंडी जगह पर वायरस का इंतजाम कर देंगे, जिसे देखो, वह छींकता नजर आएगा, वायरस अपने आप फैल जाएगा।

VRS ने हँसते हुए कहा, "स्पांसर को ये सभी मत बताना कहीं वो कॉपी कर लें। उन्हें बताओ कि दस-बारह सेंटर होंगे और नए एडवेंचर गेम्स होंगे।"

NRI : पर वे सभी तो डीटेल माँगेंगे।

VRS : कहना, सेंटर तैयार होने के बाद सबसे पहले आपको ही मौका देंगे।

दोनों खिल-खिलाकर हँस पड़े। मजाक से शुरू हुआ आइडिया गंभीर रूप ले रहा था। आइडिया वाकई में ऐसा था कि दूसरा शायद ही गलती से हाथ लगाए।

पर VRS को यकीन था कि दुनिया के सारे क्रांतिकारी आइडिया पहले इसी तरह फालतू के लगते हैं। नया धंधा यानी स्टॉर्ट अप शुरू करनेवालों की सबसे बड़ी दुविधा यही रहती है कि जो वह सोचते हैं, क्या वह बिजनेस में तब्दील हो जाएगा? दुनिया की सारी किताबें अपने आइडिया पर ट्रस्ट करना सिखाती हैं और परिवार के सारे बुजुर्ग अपने आइडिया को किताबों की दुनिया तक रखने की हिदायत देते हैं।

दोनों का गैस्टेशन पीरियड शुरू हो चुका था। डीटेल यानी सेंटर कहाँ-कहाँ होंगे? उनमें किस तरह की बीमारियाँ होंगी, जैसे—गोवा का सेंटर समुद्र किनारे होता है, वहाँ हवा में नमी काफी होती है—ऐसे में खाज-खुजली को टॉवल में छोड़ा जा सकता है। किसी गरम गाँव में डायरिया के लिए मक्खियाँ पाली जा सकती हैं?

उन सेंटर्स के लिए पैसा कहाँ से आएगा? विज्ञापन किस तरह के होंगे और टारगेट तक अपने इस सेंटर तक कैसे लाया जाए? चर्चा नाम से लेकर कॉपीराइट तक की चल रही थी। लोग कैसे रखे जाएँ और अगर कोई बीमार हो गया तो उसे कैसे बचाया जाए? इन सारे विषयों पर चर्चा अंतिम रूप ले ही रही थी। NRI की जुबाँ पर आजकल एक गाना चढ़ गया था—"समाँ है सुहाना-सुहाना, नशे में जहां है, किसी को किसी की खबर ही कहाँ है…"

वहीं VRS एक-एक चीज की डीटेल रिपोर्ट बनाने में जुटा था। एक दिन अखबार ने दोनों को चौंका दिया। अखबार में बड़ा सा विज्ञापन आया था।

स्वच्छता अभियान का विज्ञापन, जिसमें सभी को सफाई में सहयोग करने की अपील की गई थी। टी.वी. तक पर विज्ञापन चल रहे हैं। मतलब साफ था उनका आइडिया जन्म से पहले ही मरनेवाला था।

VRS ने सर पकड़ लिया। NRI ने समझाया—विज्ञापन से क्या होता है? जब तक जनता नहीं जगेगी, तब तक अपना आइडिया हिट है।

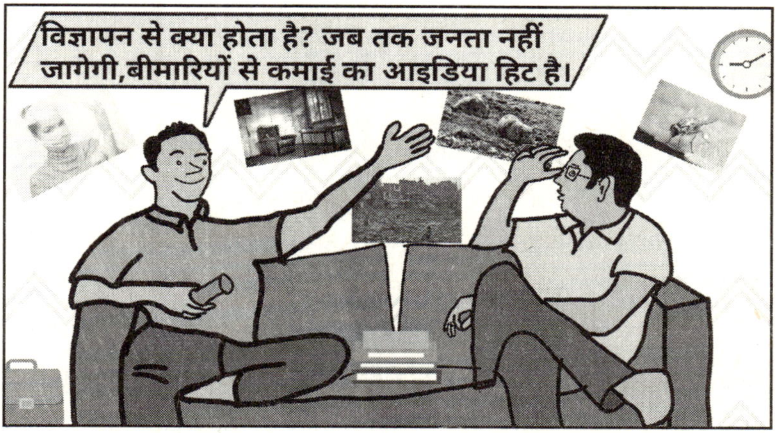

गंदगी में नहीं, सफाई कराएगी कमाई

NRI और VRS को VRS लेने दीजिए। दोनों ने अगर स्वच्छता के साथ टूरिज्म के आइडिया पर काम किया होता तो सुपरहिट रहता। ऐसे देश दुनिया में गिनती के हैं, जहाँ बर्फ की चोटियाँ मिलेंगी, जहाँ खूबसूरत समुद्र के किनारे होंगे। जहाँ द्वीप भी हों और सुरम्य वादियाँ भी। हरे-भरे जंगल भी हों और रेगिस्तान भी। राजघरानों का इतिहास है तो सुनाने के लिए ढेरों किस्से भी। दुनिया का अजूबा ताजमहल भी है तो दुनिया को आध्यात्मिक चेतना का पाठ पढ़ाने वाले केंद्र भी।

इतना कुछ दुनिया के किसी देश के पास नहीं हैं। पर्यटन मंत्रालय के

आँकड़ों के मुताबिक, साल 2016 में करीब 89 लाख विदेशी सैलानी भारत आए थे, जबकि 2017 में एक करोड़ से ज्यादा। ये सैलानी अपने साथ लाए कीमती विदेशी मुद्रा। साल 2016 में भारत को इन सैलानियों ने करीब एक लाख पचपन हजार करोड़ की विदेशी मुद्रा दी। 2017 में यह बढ़कर हो गई एक लाख बहत्तर हजार करोड़।

क्या आप जानते हैं कि दुनिया घूमने वाले सैलानियों में सिर्फ 0.68 फीसदी सैलानी भारत पहुँचते हैं? यहाँ तक की एशिया पैसिफिक में आनेवाले सिर्फ तीन फीसदी सैलानी भारत पहुँचते हैं। एक बार फिर सोचिए, हमारे पास क्या-क्या हैं—ताजमहल, कुतुब मीनार, लाल किला, अजंता-एलोरा, कोणार्क, बुद्ध के स्तूप। हिमालय की पहाड़ियाँ, साढ़े सात हजार किलोमीटर फैली समुद्री सीमा। भारत में सब है।

हर राज्य की अपनी भाषा, अपनी संस्कृति, अपने नाच, अपनी कहानियाँ, अपना भूगोल। अगर देश के राज्यों की एक-एक तसवीर आप विदेशी सैलानी को दिखा दें तो उसका मन भारत आने को वैसे ही ललचा जाएगा। फिर भी दुनिया के एक फीसदी सैलानी भारत नहीं आते।

सैलानियों के आने का फायदा क्या है, इसे बताते हैं वर्ल्ड ट्रेवल एंड टूरिज्म काउंसिल के आँकड़े। आँकड़ों के मुताबिक 2016 में टूरिज्म ने अर्थव्यवस्था को 14 लाख करोड़ रुपयों का सहारा दिया। टूरिज्म में ढाई करोड़ लोगों को सीधा रोजगार दिया, जबकि कुल मिलाकर 4 लाख लोगों को रोजगार दिया, जो देश के कुल रोजगार का 9.3 फीसदी है। (World Travel & Tourism Council)

साल 2017 के पर्यटन मंत्रालय के आँकड़ों के मुताबिक सैलानी बढ़ने से पर्यटन से रोजगार 12.36 तक पहुँच गया। 2017 में पर्यटन ने जीडीपी के 6.88 की भागीदारी की।

अब जरा सोचकर देखिए, अगर देश में सैलानियों के आने की तादाद दोगुनी हो जाए तो देश की अर्थव्यवस्था में कितना फर्क आएगा? बेतहाशा रोजगार बढ़ेंगे और कमाई के ज्यादा अवसर भी। पर ऐसा क्यों नहीं होता?

सुरक्षा और सुविधाओं की कमी के साथ-साथ सफाई सैलानियों के लिए बड़ा मुद्दा है। लोग सिर्फ इंटरनेट या सरकार की योजनाएँ देखकर नहीं आते, बल्कि एक-दूसरे की राय सुनकर भी आते हैं।

हमारा देश मेहमानों को भगवान् मानने वाला देश है। अगर हमने अपने सैलानियों का स्वागत सुरक्षा और स्वच्छता के साथ कर लिया तो यकीन जानिए, मेहमान देवता कृपा बरसाने में कोई कसर नहीं छोड़ेंगे।

□

केके अवॉर्ड नाइट

VRS और NRI फिर विचार मग्न थे। वैसे अब आप दोनों को जानते ही होंगे। VRS बोले तो विजय राज शर्मा और NRI यानी नाथू राम इंगले। दोनों के एडवेंचर हॉलीडे वाले प्लान पर स्वच्छता अभियान की झाड़ू चल गई। अब दोनों ने नए सिरे से प्लान किया। इस बार उन्होंने प्लान किया 'कूड़ा-कचरा क्लब'। कचरा क्लब यानी जैसे पोयट्री क्लब होता है, साहित्यिक क्लब होता है, वैसे ही कचरा क्लब। जब राजनीति में दल अपना अस्तित्व खोने लगते हैं तो गठबंधन के जरिये राजनीति में जमे रहते हैं। कुछ ऐसे ही दोनों ने मिलकर तय किया कि कूड़ा फैलाने वालों को इकट्ठा हो जाना चाहिए। दिक्कत यह थी कि ऐसे लोग चारों तरफ फैले हुए हैं, लेकिन कोई स्वीकार करने को तैयार नहीं होता कि वे समाज में रायता फैलाते हैं।

एक बार मुंबई में बीच पर एक महिला बुद्धिजीवी को कूड़ा फैलाते पकड़ा गया था। उसने ऐसे-ऐसे तर्क दे मारे थे कि समुद्र तक त्राहि-त्राहि करते हुए कहने लगा, "हे माते! बस करो, मैं गंदगी सहन कर लूँगा, पर ऐसे तर्क नहीं।" ऐसे में NRI और VRS ने इस किताब के किरदारों को कूड़ा समाज के हित में कचरा क्लब में आने का न्योता दिया। हैरत! एक भी किरदार क्लब में आने को शामिल नहीं हुआ। कुछ लोगों की खासियत होती है कि वे समाज के भले के लिए कुछ भी करने को तैयार नहीं होते, चाहे उनका कुछ भी नुकसान हो जाए।

फिर हमारे पास तो सभी गंदगी के महारथी हैं, कोई किसी से कम नहीं। ऐसे में VRS के शैतानी दिमाग में एक शातिर आइडिया आया। शैतानी

आइडिया यह कि लोगों को पुरस्कार दिए जाएँ। पुरस्कार के बहाने ये सारे कचरा क्लब में शामिल हो जाएँगे, ऐसा विश्वास VRS को था। बात जम गई।

तुरंत ही केके अवॉर्ड नाइट का ऐलान कर दिया गया। बाकायदा इसके लिए सभी किरदारों को पत्र भेजा गया।

महोदय/ महोदया,

अत्यंत हर्ष के साथ आपको सूचित किया जा रहा है कि हमारे केके क्लब ने आपके नाम का चयन बेहद प्रतिष्ठित केके अवॉर्ड के लिए किया है। समाज में आपके योगदान को देखते हुए आपके नाम का चयन किया गया है। उम्मीद है कि आप इस पुरस्कार को लेकर हमें अनुगृहीत करेंगे।

शुभाकांक्षी,
केके क्लब

किताब के सारे किरदारों को इस तरह सम्मानित होने का मौका पहली बार मिल रहा था। इसलिए उन्होंने इस पुरस्कार के लिए 'हाँ' कर दी। देश की राजधानी दिल्ली में एक बड़े ऑडिटोरियम में सम्मान समारोह रखा गया। मीडिया को भी बुलाया गया। ताली बजानेवाले, लोगों को लाने के लिए पी.आर. एजेंसी का इंतजाम कर दिया गया।

पूरी सफाई के साथ केके क्लब का केके अवॉर्ड नाइट समारोह शुरू हो गया था। मंच पर NRI ने जिम्मा सँभाल रखा था—"दोस्तो, एक अनुपम अवसर हमारे पास है। केके क्लब के तत्त्वावधान में हम पहली बार केके अवॉड्र्स का ऐलान करने जा रहे हैं। हमारे विजेताओं ने समाज में अपनी-अपनी तरह से योगदान दिया है। इनके योगदान को देखते हुए हमारी ज्यूरी ने इन्हें ये अवॉर्ड देने का फैसला किया है। पहले अवॉर्ड का ऐलान करने के लिए हम बुला रहे हैं जैकी अंकल के नाम से मशहूर मिस्टर परमजीत को। मिस्टर परमजीत! स्टेज पर आइए और अवॉर्ड ग्रहण कीजिए।"

जैकी अंकल अपने साथ जैकी को भी लेकर आए थे। दोनों साथ में स्टेज पर चढ़े। सभागार तालियों से गूँज उठा। केके क्लब का पहला पुरस्कार पाने पर अंकल गौरवान्वित महसूस कर रहे थे। स्टेज से एनाउंस हुआ—

"जैकी अंकल को जाता है कुत्ते की टेढ़ी पूँछ अवॉर्ड।"

इनाम में एक टेढ़ी पूँछ और एक रिबन लगी हड्डी दी गई। जिस वक्त नाम का ऐलान हो रहा था, सफेद रंग के जैकी ने स्टेज के मंच पर टाँग उठाकर मार्किंग कर दी। जैकी अंकल समझ नहीं पा रहे थे कि जैकी को डाँटें या आयोजकों को ? मंच से उतरते समय वे अपने आप से बोल रहे थे, 'कुत्ते की पूँछ अवॉर्ड ? यह कैसा अवॉर्ड है और इस टेढ़ी पूँछ को मैं कहाँ लगाऊँ, घर पर या अपने पीछे ?' इतने में जैकी ने झपट्टा मारकर हड्डी छीन ली।

तब तक स्टेज से दूसरे नाम का ऐलान शुरू हो गया।

"अवॉर्ड्स के सिलसिले को आगे बढ़ाते हुए हम दूसरे अवॉर्ड का ऐलान कर रहे हैं। इसके लिए हम बुला रहे हैं अजय तिवारी को। अजय तिवारी के बारे में हम बता दें कि तिवारीजी फॉरेन रिटर्न हैं और मानते हैं कि भारत 2030 तक सुपर पावर बन जाएगा। इनके लिए जोरदार तालियाँ।"

तिवारीजी सहमे-सहमे आगे बढ़े। परमजीत उर्फ जैकी अंकल को मिले अवॉर्ड से वे कुछ घबराए हुए थे। पर मंच से तो तारीफ की गई, उससे उनका कुछ हौसला बढ़ा।

मंच से ऐलान हुआ, "वैसे इस कैटेगरी में करोड़ों लोग थे। विदेश में बिना डरे अपनी प्रतिभा दिखाने के लिए हम अजय तिवारी को 'पीक परम' अवॉर्ड से नवाज रहे हैं।" तिवारीजी के दिल में आया कि गई भैंस पानी में। अवॉर्ड का ऐलान होते ही तीन लोग पिचकारी लेकर आए और लाल रंग तिवारीजी पर डालना शुरू कर दिया। इससे पहले कि तिवारीजी की समझ में कुछ आता, वे लाल रंग में नहा चुके थे। साथ ही, उन्हें हाथ में एक प्रतिमा दी गई, जिसमें पीक करते हुए इनसान का चेहरा था।

मंच से ऐलान हुआ कि जो रंग डाला गया है, उसके पीछे एक दर्जन लोगों ने कड़ी मेहनत की है। हफ्ते भर तक पान खा-खाकर यह पीक इकट्ठा की गई और फिर इसे फिल्टर करके अजय तिवारी पर डालने के लिए तैयार किया गया है। हम समाज में योगदान के लिए तिवारीजी का तहे दिल से अभिनंदन करते हैं।

लाल-लाल हुए अजय तिवारी रूमाल से मुँह पोंछते हुए नीचे उतरे। खुद उनकी समझ में नहीं आ रहा था कि वे पीक से लाल हुए हैं या शर्म से?

गंदगी के पुरस्कारों में तीसरा नाम था—कटिहार वाले बलदेव उर्फ पिंटुआ का। दिलचस्प यह था कि यह अवॉर्ड स्पांसर हो गया था। कटिहार के ही एक नर्सिंग होम मालिक ने इस अवॉर्ड को गुप-चुप तरीके से स्पांसर कर दिया था। बरसों से पिंटुआ इसी नर्सिंग होम में इलाज करा रहा था। मंच से ऐलान शुरू हो गया था—"हम स्टेज पर बुलाना चाहते हैं बलदेवजी को।" बलदेव सीट से खड़ा होने को तैयार नहीं था। स्टेज से फिर ऐलान हुआ, "ए पिंटुआ, इधर आवा तनी।" जिस जोर से बोला गया था, न चाहकर भी पिंटुआ के कदम स्टेज की तरफ बढ़ चले थे। पिंटुआ डरा हुआ था कि उसे न जाने क्या अवॉर्ड मिलने वाला है?

मंच से ऐलान हुआ—"पिंटुआ को हम दे रहे हैं डर्टी हैंड्स अवॉर्ड यानी अस्वच्छ हाथ अवॉर्ड। साथ ही दे रहे हैं—एक हफ्ते तक अस्पताल में फ्री स्टे के कूपन। इस कूपन पर वह या उनका परिवार सात दिन अस्पताल में बिता सकता है।"

अवॉर्ड देने के लिए NRI ने VRS को बुलाया। VRS ने अवॉर्ड देने से पहले हाथ में दस्ताने पहले, फिर हाथ मिलाकर हाथों के आकार की एक काँच की प्रतिमा दी। काँच की प्रतिमा में अंदर तरह-तरह के कीड़े भरे थे, जो ऊपर से देखे जा सकते थे। साथ में कूपन भी दिया गया। पिंटुआ ने डरते-डरते अवॉर्ड लिया। अवॉर्ड मिलने पर गुस्सा था, पर खुशी इस बात की थी कि एक हफ्ते अस्पताल का खर्चा बचा।

मंच से चौथा नाम पुकारा गया, बशीर खान का। बशीर उठने को तैयार नहीं थे। वह सीट पर जमे रहे। पिछली बार स्टेज पर जाकर जो हालत हुई थी, यहाँ उससे बुरी होनेवाली थी, उनका ब्लड प्रेशर बढ़ रहा था। लेकिन पिछले लोगों को जो पुरस्कार मिले, उसे देखकर उनका प्रेशर फिर डाउन हो गया था। स्टेज से उनके नाम का ऐलान तीन बार किया गया। मंच से NRI घोषणा कर रहा था कि

"बशीर खान की शायद तबीयत ठीक नहीं है, लेकिन वह ऑडिटोरियम में मौजूद हैं। VRS जी, कृपया आप उन्हें वहीं बैठे-बैठे अवॉर्ड दे दीजिए। बॉलकनी से उनके सोसाइटी में दिए योगदान के लिए उन्हें कचरा दूषण अवॉर्ड दिया जाता है।"

VRS के साथ गए लोगों ने कई तरह की चीजें बशीर पर डालनी शुरू कर दीं, जैसे गोले बनाए गए कागज, टूटे हुए ब्रुश, बालों के गुच्छे, आमतौर पर जो बॉलकनी से लोग नीचे फेंक देते हैं। साथ में दिया गया किसी पुरानी साइकिल के पहिए से बनाया गया एक अवॉर्ड, जिसे ये लोग 'कचरा दूषण अवॉर्ड' कह रहे थे। बशीर साहब सोच रहे थे कि घर में वह ट्रॉफी लगाएँ, जो उनके बेटे मुनव्वर को मिली थी या लगाएँ ये पुराना सा टेढ़ा सा पहिया, जिसे ये लोग देश का सबसे बड़ा अवॉर्ड कह रहे थे।

इसके बाद मंच से बुलाया गया एंटीक पीस शांति देवी को जिन्हें 'उल्टी झाड़ू' अवॉर्ड दिया गया।

कल्ली का नाम आया तो उसे 'फटा पोस्टर' अवॉर्ड दिया गया। इनाम के रूप में एक छोटी सी काली दीवार दी गई, जिस पर रोज कल्ली पोस्टर लगा सके।

गंगाराम के योगदान को देखते हुए उसे 'शौच शहँशाह' अवॉर्ड से नवाजा गया। इनाम में जो प्रतिमा दी गई, वह मैदान में उकड़ूँ बैठे हुए शख्स की थी। गंगाराम को लगा कि यह तो उसी की पिक्चर बना दी गई है।

इसके बाद नाम आया प्यारे से प्यारेलाल का। मंच से ऐलान किया गया—"प्यारेलाल स्टेज पर आएँ।" प्यारेलाल कुरसी पर बैठकर हें...हें...कर रहे थे। उनके पैरों ने जवाब दे दिया था। इस बार VRS ने कुछ बाउंसरों को भेजा तो प्यारेलाल को कुरसी से उठाकर लाए।

इस बीच मंच से घोषणा चल रही थी—"प्यारेलाल को उनके योगदान के लिए दिया जाता है गंदगी गर्दभ अवॉर्ड।" इनाम में उन्हें कूड़े के ढेर पर सिर उठाकर खड़े गधे की तसवीर दी गई। प्यारेलाल ने हाथ पीछे खींच लिए। हें...हें करते हुए कहा—"इसकी क्या जरूरत है? रहने दीजिए, किसी और

को दे दीजिए। हें··हें··हम ऐसे ही ठीक हैं। हें··हें"

पर VRS ने हाथ खींच कर तसवीर पकड़वाई और कैमरों ने क्लिक कर लिया। प्यारेलाल स्टेज से उतरे ही थे कि रिपोर्टर लोगों ने पकड़ लिया। "अवॉर्ड मिलने पर कैसा महसूस हो रहा है, प्यारेलालजी?"

प्यारेलालजी ने हें··हें··कर बात टाल दी। रिपोर्टर ने फिर पूछा—"कृपया हमारे दर्शकों को कुछ तो बताइए कि अवॉर्ड मिलने पर आप कितने खुश हैं?"

प्यारेलाल उस वक्त को कोस रहे थे, जब उन्होंने केके अवॉड्र्स के लिए 'हाँ' की थी। पुरस्कार के लालच में उन्होंने केके की फुल फॉर्म जानने की कोशिश भी नहीं की थी। अब वो सिर्फ हें··हें कर रहे थे।

मंच से आखिरी और सबसे बड़े पुरस्कार का ऐलान हो गया था। 'परम दूषण कूड़ाश्री'। ये केके अवॉड्र्स नाइट का सबसे बड़ा अवॉर्ड था। जिस-जिस को अवॉर्ड मिला था, वे कुरसी में धँसकर मुँह छिपाकर जानना चाहते थे कि यह अवॉर्ड किसे मिल रहा है? रिपोर्टर लालायित थे। कैमरे चल रहे थे। इस बीच पीछे की तरफ वीडियोग्राफर और फोटोग्राफरों के बीच लड़ाई हो गई। जब यह नजारा हो तो समझ लीजिए कोई बड़ा इवेंट हो रहा है।

नाम पुकारा गया—असलम गारू। मंच से ऐलान किया गया—"बाकी लोग तो कभी अनजाने में, कभी अपनी सुविधा के लिए कूड़ा फैलाते हैं, पर असलम गारू ने जो योगदान किया, वह सबसे बढ़कर है। असलम गारू ने सिर्फ फोटो खिंचवाने के लिए कूड़ा फैलाया है। समाज में उन्होंने मिसाल कायम की है कि कूड़े को सिर्फ कूड़े की तरह न देखें, उसमें भी संभावनाएँ तलाशें। इसलिए हम असलम गारू को मंच पर बुलाते हैं।"

कैमरों की चकाचौंध के बीच असलम गारू कहीं नजर नहीं आ रहे थे। VRS ने कुरसी-कुरसी तलाश की, पर असलम गारू शायद कैमरों से बचकर ऑडिटोरियम छोड़कर भाग खड़े हुए थे। आखिरकार आयोजकों ने फैसला किया कि असलम गारू की तरफ से VRS पुरस्कार स्वीकार करें। इनाम के तौर पर एक ट्रक कचरा सीधे असलम गारू के घर भिजवा दिया गया।

ऑडिटोरियम में तालियाँ बज रही थीं। इनाम पाए लोग धीरे-धीरे स्टेज के पीछे की तरफ नजर बचाकर बढ़ते नजर आए। प्रोग्राम खत्म होते ही VRS और NRI ने हाथ मिलाया, गले मिले और जैसे ही लौटे, मंच के पीछे सभी लोग उनकी खातिरदारी करने के लिए तैयार खड़े थे। स्टेज की लाइट बंद हो गई थी और पीछे से 'आह', 'उह', 'आउच' और 'बचाओ' की आवाजें आ रही थीं।

□

अपील

मुबारक हो। इस किताब का आखिरी पेज पढ़ा जाना दो बात बताता है—एक तो आप अच्छे पाठक हैं और दूसरा आप सेहत और समाज के प्रति जागरूक हैं। ऐसे प्रबुद्ध पाठक के विचारों को जानकर मुझे खुशी होगी।

लेखक के तौर पर मैंने बदलाव लाने की कोशिश की, अब आपसे सहयोग की उम्मीद है। अगर आपको लगता है कि किताब में कही गई बातें सच हैं तो कृपया आप भी बदलाव की कोशिश में भागीदार बनें। सोशल मीडिया के जरिए किताब और किताब में दिए संदेश को आगे बढ़ाएँ। कृपया #गंदगी के महारथी; या #Gandagi Ke Maharathi टैग का इस्तेमाल करें, ताकि एक सोच के लोगों को साथ काम करने में मदद मिले।

दूसरा असली बदलाव सोशल मीडिया के बाहर ही आएगा, इसलिए किताब को खत्म करते-करते आप कम-से-कम एक अच्छी आदत अपनाने का फैसला कर लें तो यह आपके साथ समाज के लिए भी हितकारी होगा। अपने आसपास उस एक अच्छी आदत का प्रसार करें। छोटे-छोटे बदलाव मिलकर ही बड़े बदलाव की तरफ बढ़ते हैं। सरकारें एक हद तक ही काम कर सकती हैं, बड़े बदलाव तभी आते हैं जब हम बदलते हैं, समाज बदलता है।

अगर आप यह किताब पढ़ने के बाद कोई आदत बदलते हैं, किसी और की आदत बदलने में कामयाब होते हैं, कोई शुरुआत करते हैं तो कृपया मुझसे जरूर साझा करें, क्योंकि मेरे लिए इस पुस्तक की कामयाबी का यही मतलब है। मुझे फेसबुक पर manishkumars1976 और ट्वीटर पर @manishkumars के नाम से खोज सकते हैं या इन चित्रों को QR स्कैनर के जरिए स्कैन करें।

आपका अपना

मनीश शर्मा